健康の9割は腸内環境で決まる

松生恒夫

Matsuike Tsuneo

PHP新書

はじめに

　厚生労働省の二〇一九年「国民生活基礎調査」によると、便秘を感じている人の数は四三一・五万人で、そのうち六五歳以上のシニア世代では二五八・三万人。高齢者になるほど便秘だと感じている人が増えているようです。さらに高齢化も伴って便秘に悩む人は年々、増加傾向にあります。

　また、大腸がんに罹患される方の人数も右肩上がりで上昇し、一九七五年と比較すると八倍以上増え、一五万人を突破しました。

　一方、「腸活」という言葉が生まれるほど、腸に対する世の中の健康意識は近年、高まっています。しかし、便秘の人や大腸がんの方が増えているということは、効果はあまりあがっていないのでしょうか。

　本書は、これまで五万件以上の大腸内視鏡検査をおこない、日本人の腸を見続けてきた私が、便秘や大腸がんで悩む人にぜひ実践してほしい食習慣や生活習慣を紹介するものです。詳細は、本文に譲りますが、一番お伝えしたいことは、現代の日本人には食物繊維が圧倒的に足りないということです。

「そんなこと知っているよ」という声が聞こえてきそうですが、食物繊維と聞いて思い浮かべる食べ物は何でしょう。サツマイモ、セロリ、ゴボウなどでしょうか。もちろんこれらの食品にもたくさん食物繊維が含まれています。

しかし、大腸がんの罹患者が非常に少なかった一九六〇年代頃まで多くの日本人は何を食べて食物繊維を摂っていたのでしょう。実は、大麦です。日本人の主食は明治時代以降、米六：麦四程度のひきわり飯で、一九六〇年代頃までは日本人は麦ご飯を食べていたのです。ほかにも味噌汁や漬物、麹《こうじ》をはじめとする発酵食品を多く摂っていました。

ではなぜ麦ご飯の食物繊維がいいのでしょうか。それは、ご飯として毎食、手軽に摂れること、さらに大麦には水溶性食物繊維が多く含まれているからです。詳しくは本文で説明しますが、水溶性食物繊維は、私たちの健康に不可欠な「酪酸《らくさん》（短鎖脂肪酸）」という物質をたくさん産生するための原料になります。もちろん不溶性食物繊維にも私たちの体に重要なものが多く含まれているので、バランスよく摂っていただきたいのですが、水溶性食物繊維が含まれる食品は、不溶性食物繊維を含む食品と比較して少ないので、意識をして摂取しないと足りなくなってしまうのです。

また一〇〇歳以上の長寿の方が多くいらっしゃる山梨県上野原市棡原《ゆずりはら》地区の食習慣を調査してみると、麦ご飯と一緒に発酵食品を多く摂っていることがわかりました。麦ご飯で腸内細菌のエサとなる食物繊維を、発酵食品で腸内細菌そのものを摂っているということです。

つまり長寿の方は腸内環境が非常に良好に保たれているわけですね。

腸は免疫機能においてもとても重要な役割を果たしていますから、ぜひ本書を読んで食習慣、生活習慣を見直していただけましたら、著者として大変うれしいです。

松生恒夫

健康の9割は腸内環境で決まる　目次

第1章　悪化の一途をたどる日本人の腸内環境、内臓感覚

第2章　現代人の腸の救世主、大麦、小麦ブラン

第3章

長寿のベストパートナーは甘酒、味噌、鰹節、発酵食品

第4章

酪酸(短鎖脂肪酸)と酸性プロテアーゼ(麴菌)の驚異の健康効果

第5章

腸内環境を整える食生活のすすめ

第6章 長寿のための新伝統食~地中海式和食®

付録 腸を元気にする簡単レシピ 226

ル納豆／あれこれちょい足しで毎日楽しい！　オリーブオイル納豆七変化／切ってかけるだけでごちそうに！　魚のカルパッチョ／ほどよい甘みと酸味でドレッシングいらず！　キウイと野菜のサラダ／混ぜるだけでぬか漬け風の味わいに！　きゅうりのヨーグルト味噌漬け／好みでゆずや赤唐辛子を加えても！白菜の塩漬け／甘ずっぱい、さわやかな味でモリモリ食べられるザワークラウト／みりんの旨味がまろやかなあと味セロリの醤油漬け

第1章

悪化の一途をたどる日本人の腸内環境、内臓感覚

誤解されている腸内環境

健康を保つうえで重要な役割を果たす腸内環境は、三つの要素で成り立っています。それは、①「食事内容」②「腸管機能」③「腸内フローラ（腸内細菌叢《ちょうないさいきんそう》）」の三点です。

①「食事内容」は、どんな食べ物を摂るかによって腸内環境は大きく左右されるということです。詳細は後述。

②「腸管機能」は、蠕動《ぜんどう》運動（腸が伸びたり縮んだりを繰り返して、消化した食べ物を移動させ、体外へ排出する動き）、胃・結腸反射（食べ物が胃に入って膨らむと、胃から大腸が反射的に収縮し、便を直腸に送りだそうとする動き）、直腸反射（食物残渣が直腸に便として届くと脳に刺激が送られて便意を感じる）などを腸管機能と言います。これらの機能がきちんと働いてこそ、腸内環境はいい状態に保たれます。

③「腸内フローラ（腸内細菌叢）」ですが、これは主に大腸にあり、大腸と小腸とでは存在する細菌の種類や数が異なるのですが、腸内環境＝腸内細菌叢と勘違いしている人も少なくありません。そのため「ヨーグルトの乳酸菌を摂って、腸内細菌のバランスを整えて

おけば、腸内環境はよくなる」と思い込んでいる人が多数いるのです。

しかし、腸内細菌叢（腸内フローラ）は、腸内環境の中のひとつの要素でしかありません。したがって本書を読んで食生活を見直していただき、さらには腸内細菌叢をもよくするべきなのです。そして腸管機能がきちんと働く食事や生活習慣を心がけて、初めて腸内環境を健康的に整えることができます。

さらに近年驚くべきことがわかってきました。「便秘のない人のほうが、ある人よりも長生きできる」というのです。二〇一〇年にアメリカのメイヨー医科大学の医師J・Y・チャンらが医学雑誌「American Journal of Gastroenterology」（105.822〜832.2010）において、これを裏づける調査結果を発表しました。

それによるとミネソタ州に住む、一九八八〜九三年の間に二〇歳以上だった人（三九三三人）の中で、慢性的な便秘がないと答えた人のほうが、明らかに生存率が高かったのです。このことは、便秘が長寿の妨げになるというひとつの証明かもしれません。したがって腸内環境を良好に保つべきなのです。

図表1　快便な人は長生きだった

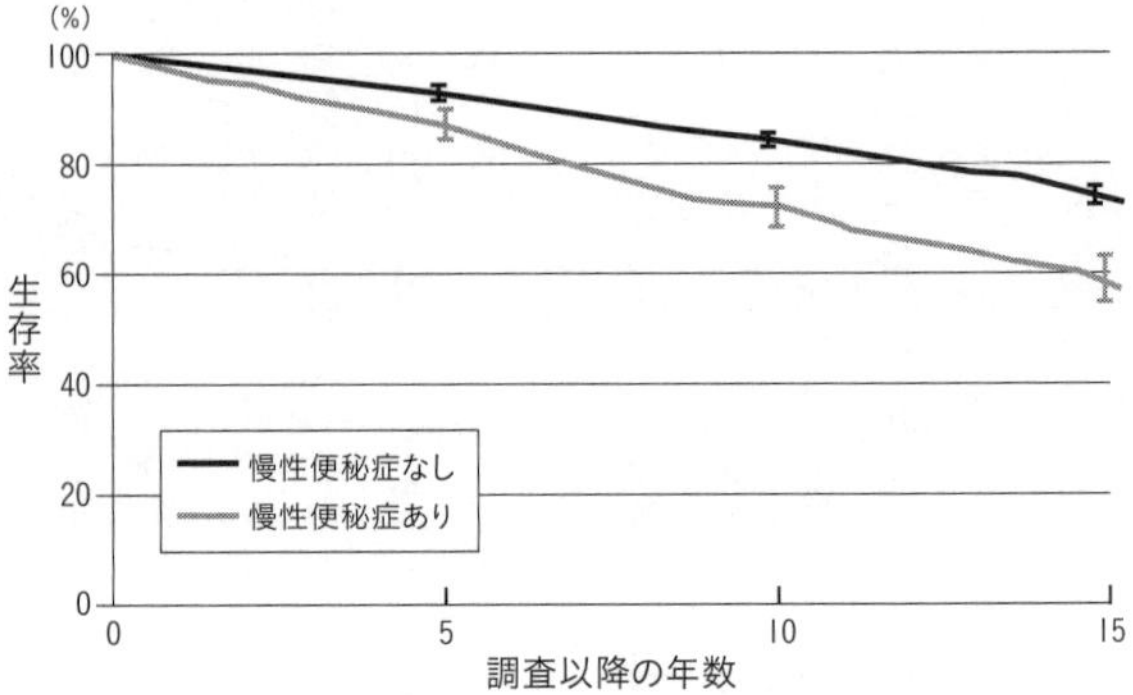

【調査方法】1988〜93年に米国ミネソタ州の20歳以上の5,265例に消化器症状評価アンケートをおこなった。アンケートに回答し調査可能であった3,933例を対象とし、2008年までの生存状況を行政の死亡記録によって確認し、残能性消化管障害と生存率の関係を検証した。

(Chang J.Y. Et al. The American Journal of Gastronterology. 105:822~832.2010年)

腸内環境は細菌の働きも担っている

最近、「腸内環境」という言葉をよく耳にされるのではないでしょうか。腸内環境を整える、改善する、良好に維持する……などをうたった健康食品や生活習慣が推奨されています。

しかし、前述の腸内環境の三つの構成要素を理解していただければ、このような健康食品を摂っただけではよくならないことがわかるでしょう。

まずは、腸内細菌叢について説明します。

広い腸の中には一〇〇〜一〇〇〇種類、計五〇〇兆〜一〇〇〇兆個の細菌が存在しています。これが腸内細菌叢（腸内フローラ）です。腸内細菌叢には、その様子をお花畑に見立てて、ローマ神話の花と豊穣の女神フローラになぞらえた「腸内フローラ」というロマンチックな名前が付けられています。

腸内細菌はその働きによって、いわゆる善玉菌と悪玉菌、そして善玉菌と悪玉菌の中間の日和見菌《ひよりみきん》の三つに分類できます。もちろん腸内細菌の複雑な作用は三つだけに絞られるものではありませんが、ここではわかりやすく三種類に単純化して説明しましょう。

善玉菌、悪玉菌、日和見菌の主なものとしては、次のような細菌が挙げられます。

①善玉菌：ビフィズス菌・乳酸菌
②悪玉菌：ブドウ球菌・ウェルシュ菌・大腸菌（有毒株）
③日和見菌：クロストリジウム・フソバクテリア・腸球菌・連鎖球菌など

これらの腸内細菌が腸内の環境を保っています。具体的には、これらの細菌は私たちの体を外敵や異常から守る免疫機能と関わっていて、バランスが乱れて悪玉菌が増えると免疫力の低下につながります。これら三種類の菌の割合はどの程度がよいかというと、一般的には、善玉菌二〇パーセント、悪玉菌一〇パーセント、日和見菌七〇パーセントがバランスのとれた状態だとされています。

大腸内に存在する善玉菌の代表としては、ビフィズス菌やラクトバチルス菌などがあります。たとえばビフィズス菌は悪玉菌の増加を抑え、悪玉菌が作り出す有害物質を分解して、腸内をクリーンに保つ役割を担っています。その働きをまとめると、

①病原菌の感染を防ぐ
②腸内の腐敗を抑える
③ビタミンB群を作る
④腸の蠕動を促進する
⑤下痢の予防効果
⑥免疫力を高める

などがあります。

また乳酸菌の一種であるラクトバチルス菌は、ブドウ糖を分解して乳酸を産生します。乳酸は、腸内を酸性の環境にして、病原菌の侵入を防ぐ役割を果たします。

図表2　消化管に存在する腸内細菌

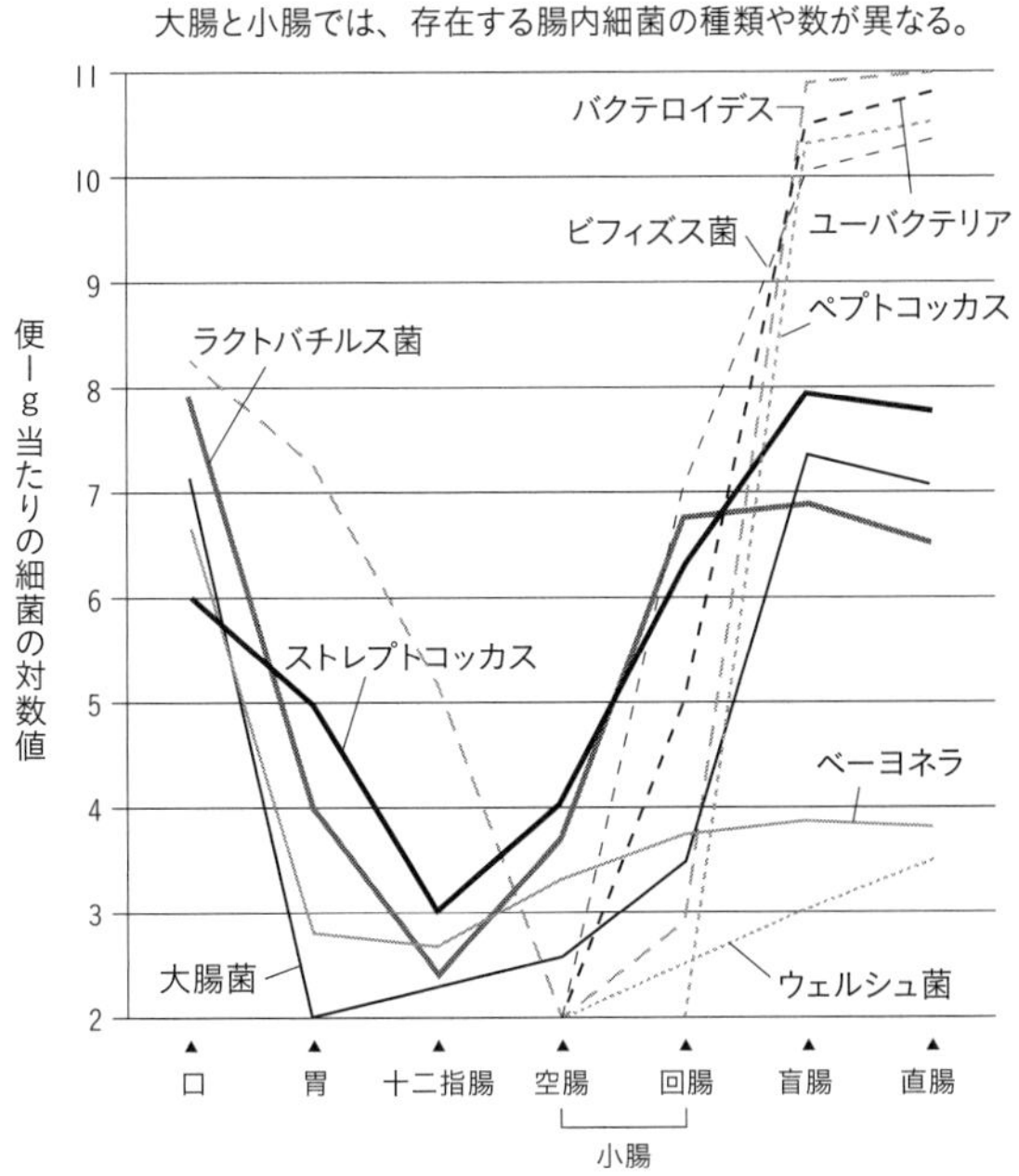

大腸と小腸では、存在する腸内細菌の種類や数が異なる。

光岡知足『腸内細菌学雑誌』(15巻2号、2002年)の図を改変。

認知症の人はある日和見菌の数が少ない

一方、代表的な悪玉菌には、ウェルシュ菌、ブドウ球菌や大腸菌の一部（たとえば病原性大腸菌O－157など）などがあります。

悪玉菌の中でもウェルシュ菌は、食事として体内に採り入れた栄養素を腐敗物質（インドール、スカトール、フェノール、アンモニア、硫化水素、アミンなど）に作り変える細菌です。便やオナラの悪臭の元は、ウェルシュ菌によってタンパク質が分解されてできた産物なのです。

便秘による排便状況の悪化によって、ウェルシュ菌が増加することで増産された腐敗物質が、発がんに関係すると指摘する研究者もいます。

日和見菌には、バクテロイデス菌、ユーバクテリア、大腸菌の一部などがあります。もともと善玉菌にも悪玉菌にも属さず、状況に応じて善玉菌に加勢したり、悪玉菌に傾いたりすることから、便宜上、日和見菌と呼びます。

最近の研究では、認知症の人は腸内に日和見菌の一種であるバクテロイデス菌が少ない傾向があることがわかっています。なお、腸内フローラ以外にも、生まれつきの遺伝要因や、環境要因（食事、年齢、ストレスなど生活環境）によって、腸内環境はよくなることもあれば、バランスを崩して悪化することもあります。

腸内環境は免疫系に作用することも判明しています。そのため、腸は人体最大の免疫器官といわれるようになりました。私もこれまで、腸が健康や寿命におおいに関係しているという本を何冊か書いてきました。免疫とは、人体に侵入する有害な病原体と戦うための自己防衛の仕組みです。

病気を引き起こす細菌やウイルスが体内に侵入すると、人体は外敵である病原体を叩くための抗体を作ります。抗体の産生に重要なのは白血球の一種であるリンパ球ですが、その六〇パーセント以上は腸管の、主に小腸に集中しています。さらに抗体全体のうち六〇パーセントが腸管で作られているのです。よって腸内環境を正常に保つことが、病原体を叩くための抗体を作るうえでも非常に重要なのです。

ではこれらの細菌が実際に生存する腸内細菌叢ですが、腸内には五〇〇兆個以上の細菌がいるといわれています。しかし、一九七〇年代初頭の頃まではその存在が知られていませんでした。というのは、腸内細菌が非常に培養しにくいものだったからです。例外的に培養しやすい大腸菌や乳酸菌などの存在は、かなり以前からよく知られていたのですが、それを培養して検出できるのは、せいぜい数千万個という単位だったのです。

このような状況を踏まえて考えると、過去、つまり腸内環境がよいとされている（大腸がんの死亡者数が少ない）一九六〇年代の日本人の腸内環境と、悪化している現在の日本人の腸内環境は、細菌学的には単純に比較できないということです。これは大腸がんにかかる人が現在と比較して少なかったので、六〇年代の日本人の腸内環境はよかったのではないかという推測にしかすぎません。

しかし、穀物や野菜の摂取量が多く、肉類、乳製品の摂取が少なかった一九六〇年代以前には、腸内環境がよかったことは現在の治験から見ても間違いありません。

腸は人体最大の免疫器官

次に腸管免疫について説明しましょう。まず腸は、小腸と大腸とに大別されます。小腸の働きには「消化・吸収」、大腸の働きには「排泄（免疫の一部）」があります。腸にはこれ以外にも、重要な働きがあり、それがウイルスや細菌、がん細胞といった体にとっての異物を排除する「免疫」で、これを腸管免疫と呼び、近年、免疫学の中でもっとも注目されているもののひとつです。

小腸には、ウイルスやがん細胞などの異物を排除する免疫細胞やリンパ球が全体の六〇パーセント以上も集まっており、腸内環境は免疫機能と密接な関係があることがわかっています。よって腸は「人体最大の免疫器官」ともいわれているのです。

腸管の粘膜には、特有のリンパ組織があり、これは腸関連リンパ組織（GALT《ガルト》）と呼ばれます。その容積は、腸全体の二五パーセントを占めています。その代表格が、小腸の「パイエル板《ばん》」と呼ばれる特殊なリンパ節です。人間をはじめとする脊椎動物には、リンパ小節と呼ばれるリンパ球の集結する免疫器官がありますが、特に小腸（回腸《かいちょう》）ではそれが数個集まって集合リンパ小節を形成しており、これがパイエル板といわれるのです。

肉眼では、そこだけ粘膜ひだが欠如して小判型の隆起になっています。このパイエル板は、小腸における特徴的なものです。よくいろいろな本の腸管免疫の項でパイエル板のことがふれられており、まるでパイエル板が腸全体に存在するような印象を与えがちですが、これは誤りであり、パイエル板は回腸にあります。

腸は、体内の器官ではありますが、口を通じて外界とつながっています。外界の有毒物や病原体が侵入しやすい場所なので、こうした厳重な免疫の仕組みが整っているのでしょう。

腸管免疫の大きな特徴は、「細菌やウイルスといった病原体は排除する。かつ、食物や腸内細菌などの安全なものは排除しない」という二つを両立させているところです。これは一見、当たり前のことのようですが、かなり高度な働きです。腸は、そうした高度な免疫機能によって、常に最前線で病気を防いでいる器官でもあるのです。

腸冷えなどの不具合で腸の働きが弱まると、当然、この免疫力も弱まる可能性があります。すると、風邪やインフルエンザ、腸炎などの感染症にかかりやすくなり、がんのリスクも高まります。

がん細胞は、外界から入ってくる病原体とは違って、私たちの体内で正常細胞から変化してできるものです。細胞の初期のがん化は、毎日、私たちの体内で起こっていると考えられています。しかし、リンパ球などの免疫細胞が、常にそれを見つけて攻撃・撃退しているため、ほとんどの場合は発病に至らないというわけです。

そうした免疫の仕組みが円滑に働く基盤としても、腸の健康が重要なことがおわかりいただけたのではないでしょうか。

図表3-1　ヒトの消化管

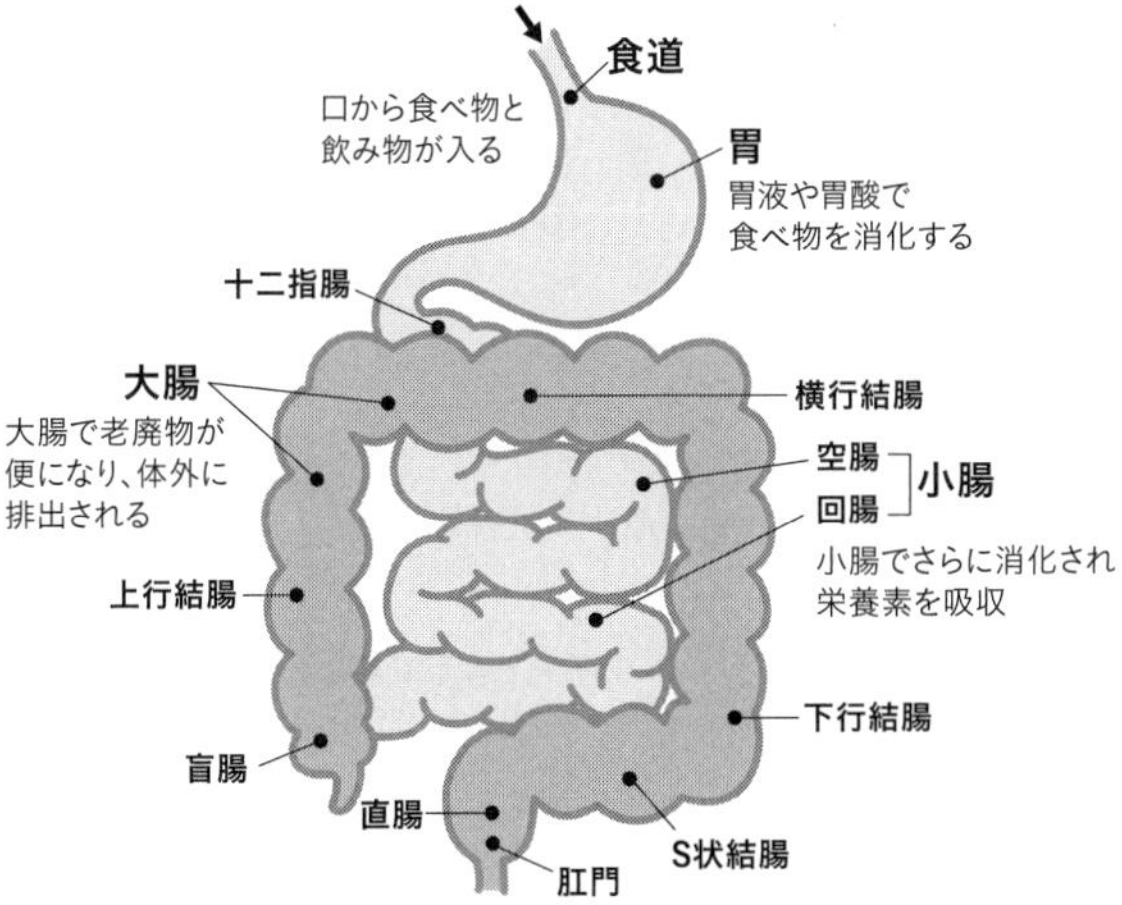

図表3-2　パイエル板の役割

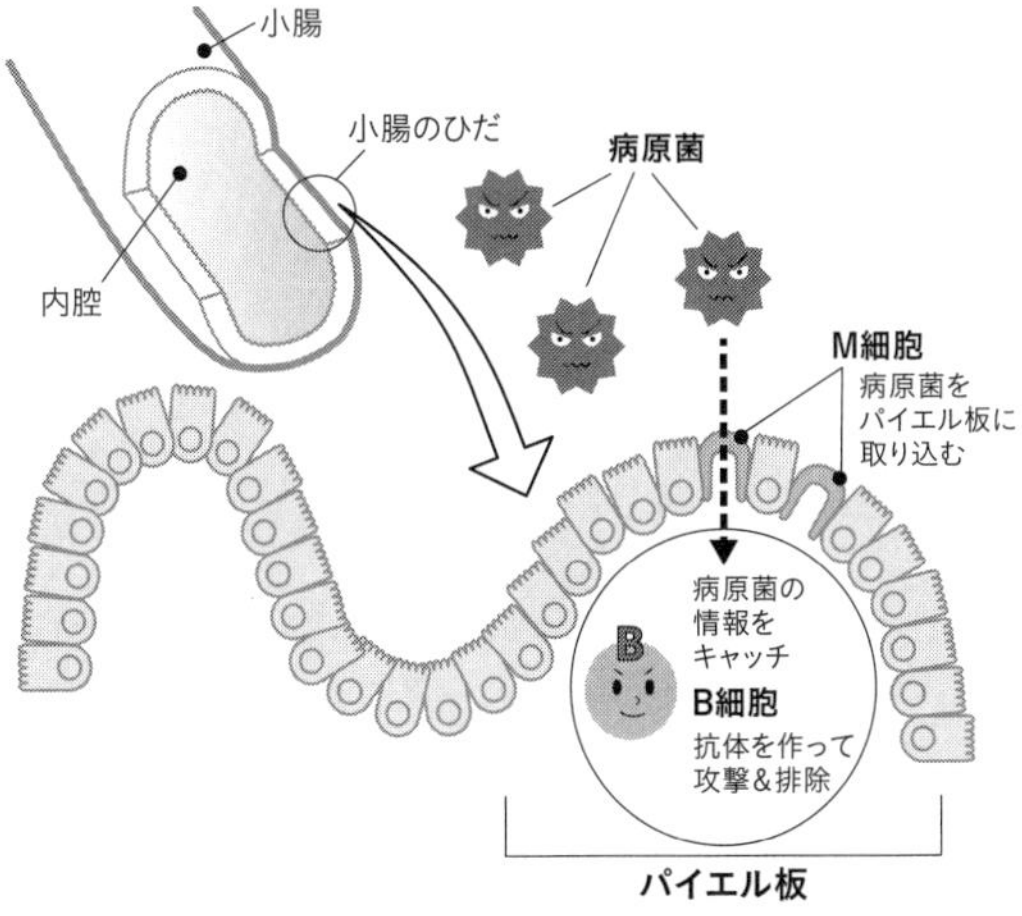

良好な免疫機能を保つためのカギは腸

腸管免疫系の大きな特徴は、①生体にとって危険な病原性細菌やウイルスを排除する、②腸内細菌叢の安全な細菌や一般的な食品に対しては寛容、という二点です。そのため腸内環境の悪化は、てきめんに免疫力の低下を招きます。

それでは、この免疫力を強化する、または正常に保つためには、どうすればよいのかといえば、食事による腸内フローラの改善はもちろんのこと、腸管機能の働きを良好にすることを忘れてはなりません。

また、生体リズムが規則的に整っていることも、免疫機能を働かせるために必要です。寝不足が万病の元であることは改めて言うまでもないでしょう。生体リズムには、さまざまなものがあり、心臓の拍動のように、一秒刻みの運動も生体リズムなら、体温、睡眠覚醒、内分泌活動といった一日周期のサーカディアンリズム（体内時計）、女性の月経に見られる一か月周期のものなども生体リズムです。

では、腸のリズムはどうでしょうか。朝起きてすぐは、排便に関与する腸の大蠕動がも

図表4　腸と自律神経のリズム

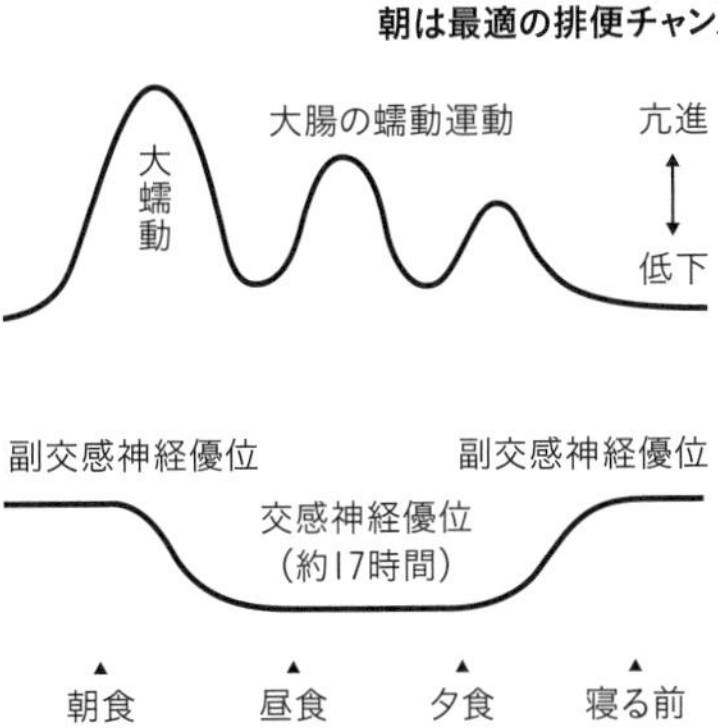

副交感神経が優位でリラックスしていて、かつ、大腸の大蠕動運動がもっとも強く起こる朝の時間帯に食事を摂ると、スムーズに排便できる。

っとも活発になります。日中にも一～二回は大蠕動がありますが、それは朝よりも小さい動きです。朝の大蠕動がもっとも強くなる背景には、体内時計の指令に呼応する自律神経の働きも関与しています。

腸内環境が良好なときはストレスにも強い

腸内環境が悪化すると、誰もが実感として感じるのが、腹部膨満感《ふくぶぼうまんかん》や排便障害（便秘など、つまりは腸管機能の障害）などです。この腸を悪化させる要因のひとつとして、ストレスが挙げられます。

ストレスは、どのようにして腸内環境へ影響を及ぼすのでしょうか。このテーマについて、九州大学大学院医学研究院心身医学・須藤信之先生などが研究をおこなっています。ストレスが腸内環境、その構成要因のひとつである腸内細菌叢へどのような影響を及ぼしているかなどの研究です。

　このような研究は、脳と腸の情報伝達（脳腸相関《のうちょうそうかん》）に関する腸内細菌の役割を考慮して、「腸内細菌─脳腸相関」と呼ばれています。つまり、腸内細菌が脳へ影響しているかもしれないのです。最近の研究では、二〇一三年にK・ティリッシュらが、複数の乳酸菌を含有したヨーグルトを摂取後、情動刺激によって脳にどのような影響があるのかについてｆＭＲＩ（機能的ＭＲＩ）を用いて調査しています。

　彼らは、対象者を複数の乳酸菌を含有したヨーグルトを摂取した群、非摂取群（コントロール群）の二群に分類し、四週間それぞれを摂取したグループの調査を実施。試験食を摂取した前後で、不安惹起《じゃっき》刺激による脳の活動の変化をｆＭＲＩを用いて検討しました。その結果、複数の乳酸菌を含有したヨーグルトを摂取した群は非摂取群と比較して、不安惹起刺激による不安関連脳領域の、活動性が低下していたそうです（Tillisch.K et al: Consumption of Fermented milk product with probiotic modulates brain activity. Gastroenterology 2013 144.1394～1401）。

この研究は、ヒトにおける腸内細菌と腸管機能が関与する脳機能との関連についてｆＭＲＩを用いた最初の論文です。

複数の乳酸菌を含有したヨーグルトを摂取していた群のほうが、不安というストレスに対して抵抗力が強い可能性をこの研究は、示唆《しさ》しています。

このように腸内細菌の脳への活動が次第に解明されつつあるのです。

腸のストレス度チェック

では、ここで腸へのストレスについて考えてみたいと思います。次ページの質問に答えて、あなたも腸のストレス度をチェックしてみましょう。

腸のストレス度チェック

- □ 野菜や果物をあまり食べない
- □ 料理はあまりせず、外食が多い
- □ 現在ダイエットをしている、もしくは過去にダイエットをしたことがある
- □ 朝食を摂らないことが多い
- □ お菓子を食べすぎて食事を抜いてしまうことがある
- □ 魚よりも肉を多く食べる
- □ ダイエットしても下腹部だけがポッコリ出る
- □ それほど食べたり飲んだりしているわけではないのに、なぜか、やせない
- □ 水分をあまり摂らない
- □ 下剤を一年以上使っている
- □ 運動不足気味だ
- □ 便秘をしている
- □ 便が出たあとも爽快感がない
- □ トイレに行きたくなっても我慢してしまうことが多い
- □ 仕事や人間関係などのストレスが多い
- □ 睡眠時間が一日六時間以下だ
- □ ニキビや肌荒れに悩まされている
- □ 納豆やヨーグルトはほとんど食べない
- □ デスクワークが主である
- □ 海藻類やキノコ類などをほとんど食べない

YESが6〜10個　：腸ストレスをじわじわ感じています。注意してください。

YESが11〜15個　：危険信号です。今すぐ腸を活性化しましょう。

YESが16〜20個　：腸は最悪の状態です。すでに症状が出ているのではないでしょうか。

図表5　健常者と便秘症の人の自覚症状

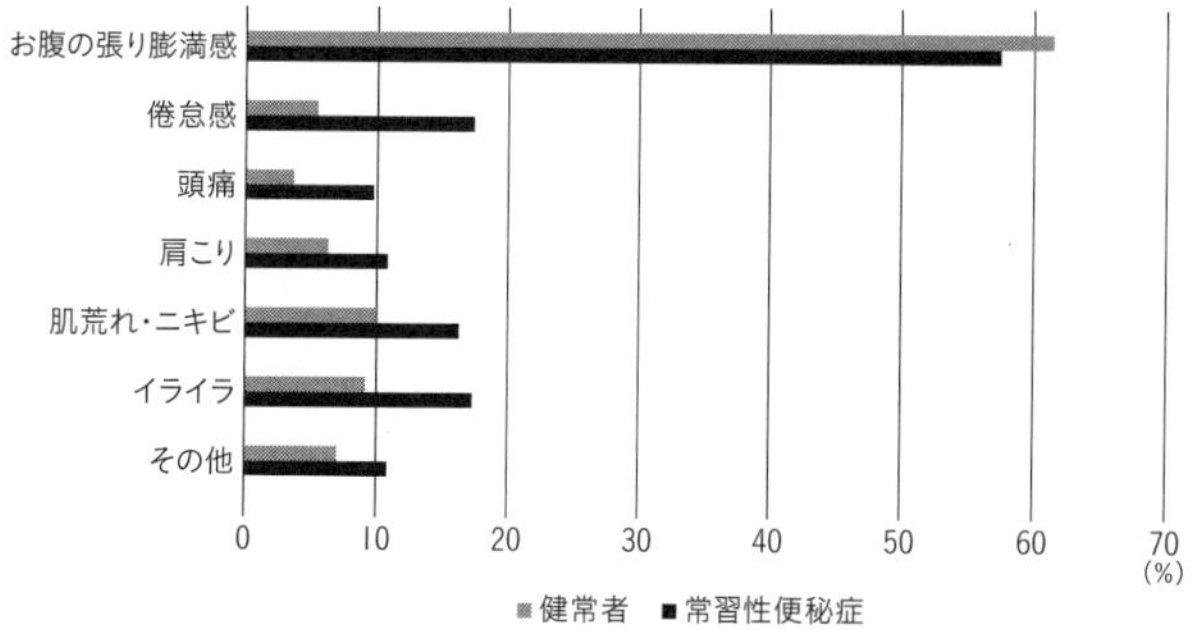

2001年松島病院大腸肛門病センターにおいて調査。

では、実際どの程度の人が腹部膨満感などの腸への負担（ストレス）を感じているのかを調べたものが上記のデータです。

図表5に示すように、便秘ではない人も便秘の人とほぼ同率程度、ガスが溜まってお腹の張り（腹部膨満感）を認める人がいることがわかっています。

お腹のガスが食欲不振、胸焼けを起こしている

では、お腹の中のガスとはいったい何なのでしょうか。

お腹の中のガスの約七〇パーセントは口から飲み込んだ空気で、残りは血液中から拡散したガス

と腸内で発酵したガスが混ざり合ったものです。お腹の中のガスが一日に排出される回数は、人によって異なりますが、健康な人でおおよそ七～二〇回で、一回につき五〇～五〇〇ミリリットルが排出されるといわれています。

なお、このお腹の中のガスの成分は約四〇〇種類あり、そのうち約八〇パーセントが窒素で、インドール、スカトールなどの悪臭物質は一パーセントにも満たないといわれています。

また、東洋医学ではお腹の中のガスも「気」と称するのだそうです。ガスが溜まったお腹を軽く叩くとポンポンと音がします。このような状態を、気の流れが滞った「気うつ」と診断するのです。

ガスが溜まって苦しくなる理由のひとつにストレスが挙げられます。緊張したりストレスがあったりすると、「空気嚥下《えんか》症」と言って、無意識のうちに多量の空気を飲み込みやすくなります。飲み込んだ空気は、ゲップを我慢して外に出せないと腸に下ってガスになるのです。

さらに、人前でお腹が鳴ったりすると、周りに聞こえなかったか、また鳴ったらどうしようなどと考えて緊張が高まります。すると交感神経が刺激されて、胃腸の働きが低下し、そしてますますガスが溜まりやすくなるというわけです。

さらにこれは私だけが指摘していることですが、横行結腸《おうこうけっちょう》にガスが多く溜まると胃を圧迫して胃内容物の流出を滞らせるためか、胃炎や逆流性食道炎《ぎゃくりゅうせいしょくどうえん》の症状と同様の悪心《おしん》や食欲不振、胸焼けなどを起こします。

実際、私のクリニックで、慢性便秘症の患者で胸焼けなどの症状があり、胃内視鏡検査で胃炎や逆流性食道炎を認めた人は、図表6に示したように九パーセントにものぼります。

図表6　慢性便秘症において逆流性食道炎を認める割合

性別	男性	女性	合計
逆流性食道炎例数	8	38	46
慢性便秘症例数	39	481	520
食道炎の占める割合	20%	8%	9%

図表7　慢性便秘症例において逆流性食道炎を認めた症例の年齢別分布

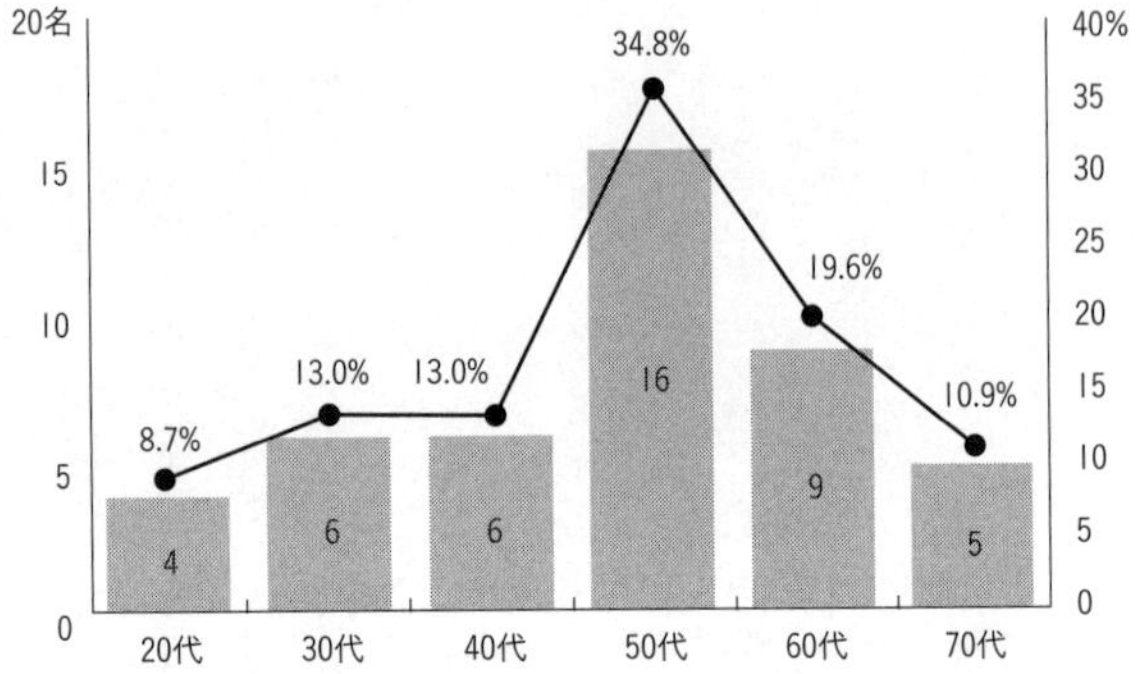

つまりこうした患者の症状は、大腸に溜まったガスが胃を圧迫することによって出現したものだということがわかります。しかしこのことは、他の医師たちは誰も報告していません。

また、便秘ではない人でも「食べる」という行為が腹部膨満感の原因になっていることもあります。炭酸飲料を飲む、ガムを噛む、早食いをするなどによって、ガスが体内に送られます。さらに、食品によっては、腸内で発酵して多量のガスを発生させるものもあります。

では、腸内に溜まったガスをどのように排出させたらいいのでしょうか。これには、体操やウォーキングなどが効果的ですが、さらにペパーミントを入れたペパーミント・ティー（ペパーミントにオリゴ糖を入れる）も有効です。このペパーミント・ティーに関してはドイツでも有効性が指摘されています。

日本人の腸内環境が悪化した四大原因

さて、日本人の腸の不調や病気が増加した（腸内環境が悪化）のはなぜでしょうか。

その原因は大きく分類して、①腸に悪い食事、②腸のリズムを乱す生活、③ストレスの多い毎日、④運動不足などが挙げられます。

まず、①の「腸に悪い食事」ですが、前述のとおり、一九六〇年代中頃より、日本人の食生活は欧米型へと大きく変化しました。肉類、牛乳などの乳製品、ヨーグルトなどの動物性乳酸菌含有食品を多く摂るようになり、その結果として野菜や穀物などに多く含有される食物繊維や、味噌や漬物などに含有される植物性乳酸菌の摂取量が減少することになってしまったのです。

食物繊維は、便の量を増加させて排便を促し、味噌や漬物などに多い植物性乳酸菌は、腸内細菌のバランスを整えます。つまり、植物性乳酸菌の摂取が少なくなったことによって、これら腸によい働きが減退してしまったということです。

次に、②の「腸のリズムを乱す生活」です。腸のリズムを乱すのは、朝食抜き、不規則な食事時間、夜遅くなってからの食事、便意の我慢、夜更かしなどが挙げられます。このような不規則な生活を日常的に送っていると、腸内環境はどんどん悪くなっていってしまうのです。

そして③の「ストレスの多い毎日」です。腸は、腸自体に存在する腸神経と交感神経・副交感神経からなる自律神経のバランスによって支配されています。それが強いストレスにさらされることによってバランスが崩れて交感神経緊張に傾き、腸管運動が抑制されてしまうのです。

最後に④の「運動不足」についてです。体を動かす機会が少ない人は、腸の運動も低下傾向になります。この状況が持続するようですと、便秘や腹部膨満感などの症状が出現してくるのです。

また最近では、各種原因・促進因子のほかに、メタボリックシンドロームが大腸がん発症のリスクになるという研究発表もあります。運動不足や不摂生なライフスタイルは、肥満や生活習慣病などの原因になるだけではなく、腸の健康にも悪いということです。

腸内環境悪化が招いた大腸がん、潰瘍性大腸炎、クローン病の増加と便秘

それでは続いて、日本人の腸における病気について詳しく述べていきましょう。

国立がんセンターの統計によれば、結腸がんと直腸がんを合わせた大腸がんに罹患した人の数は一五万二二五四人（二〇一八年）で、二〇〇一年に初めて一〇万人を超えて以来、常に一〇万人前後の高い数値で推移しています。一九七五年には一万八〇〇〇人でしたので、約四五年余りでおおよそ八倍以上増えたことになります。

大腸がんによる死亡率を他のがんと比較すると、男性の場合は、前立腺がん、胃がんに続いて第三位、女性では乳がんに続き、大腸がんは第二位です。大腸がんは、高齢者の病気というイメージがありますが、実はそうとも言い切れません。

内視鏡検査を中心とする「日本消化器がん検診学会」の全国調査（二〇一八年）の結果では、すでに四〇代以降の大腸がんが増加しつつあることが示されています。中高年となる四〇代からは、大腸がんの危険性を意識しなければならないのです。

さて、大腸がんとひとくちにいっても、早期大腸がんと進行大腸がんがあります。大腸

図表８　大腸がん罹患数の推移

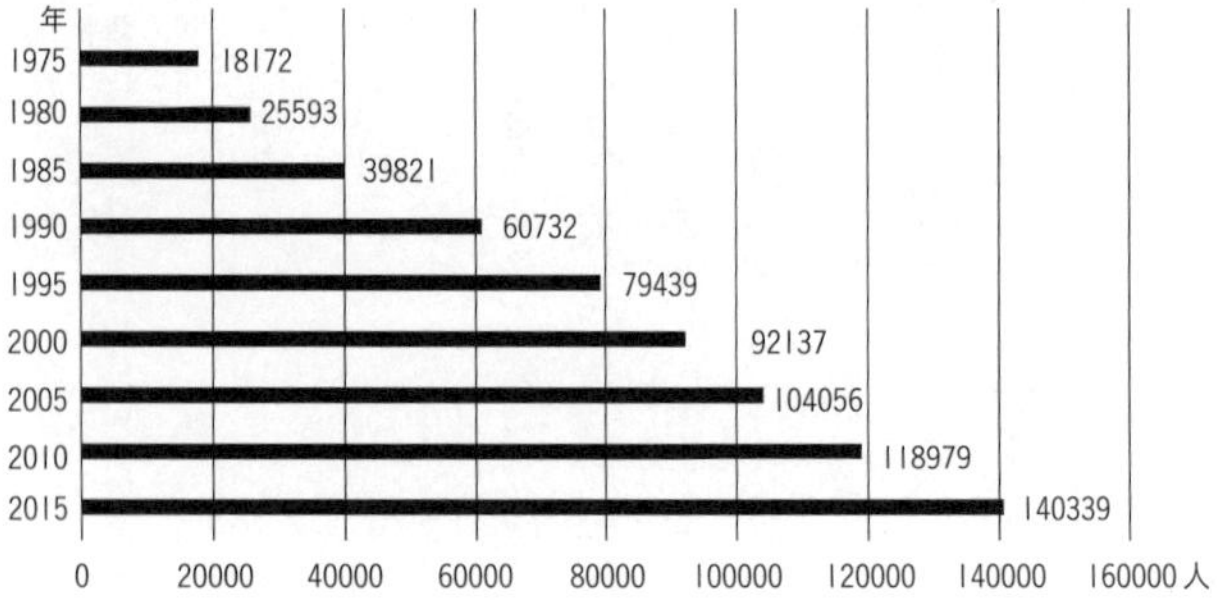

国立がん研究センター情報サービス「がん登録・統計」より。
※1995～2000年は肛門も含む。

内視鏡検査で多く見つかるのは、根治が期待できる早期大腸がんです。早期大腸がんは、最初はポリープ（腺腫）の形で出てくるものがほとんどです。しかも便が貯留しやすく、肛門に近い直腸とＳ状結腸に六〇～七〇パーセント存在します。早期大腸がんであれば、大腸内視鏡下で切除が可能です。

早期大腸がんの原因は未だ不明ですが、老廃物（便）の中に、発がん物質が存在する可能性があり、その発がん物質によって大腸がんが誘発される可能性があることから、老廃物はなるべく腸内に貯留させせないほうがよいといわれているのです。

内臓感覚とは

腸管機能には、胃・結腸反射、大蠕動、蠕動運動などのように反射機能がありますが、ここでは最近問題となっている便意（内臓感覚のひとつ）について述べていきます。私のクリニック「便秘外来」を受診する慢性便秘症患者さんを診ていますと、この便意が低下または消失してしまっている人が多いのです。

人間には五感（視覚、聴覚、嗅覚、触覚、味覚）があります。それ以外に存在するといわれているのが第六感です。この第六感は内臓感覚ともいえます。

内臓感覚とは具体的にいったいどんな感覚なのでしょうか。みなさんは、内臓、たとえば心臓、肺、胃や腸などの消化管に感覚があるのはご存じですか。これは内部の臓器（腹部、胸部、頭部、筋肉、骨格など）から生じる感覚といえるでしょう。

この感覚で意識にのぼる内臓感覚としては、内臓痛、灼熱痛、圧迫感、食欲、空腹感、口渇感、嘔気、尿意、便意（腸管機能のひとつともいえる）、性感覚（性欲）などがあります。また腹部膨満感も内臓感覚といえます。内臓感覚は、内臓に分布した神経で、内臓の状態（たとえば消化管であれば、動きや炎症の有無など）を神経活動の情報として認知し、脳で処理する仕組みともいえます。

大腸内腔を物理的に刺激しますと、①蠕動反射、②腸腸抑制反射、③消化管知覚の三つの反応が起こるといわれています。これらは腸管機能です。

ではまず①蠕動反射について説明します。蠕動反射は、便やガスの流入によって消化管粘膜が刺激を受けると粘膜直下の神経終末が刺激され、5-HTニューロン（セロトニン神経細胞）を介して、AH／type2ニューロンが発火し、アセチルコリンという神経伝達物質が放出されて、上行性の輪状筋収縮を起こすことで生じます。すると輪状筋収縮は伸展受容体を刺激し、輪状筋弛緩を起こし、内容物（便）を直腸側から肛門側へと移動させるのです。

次に②腸腸抑制反射は、便やガスの流入によって消化管が伸展刺激を受けると筋層間神《きんそうかんしん》経叢《けいそう》に細胞体を持つ感覚神経末端の受容体が刺激され、アセチルコリンにより信号を伝達します。結果的に、大腸を弛緩させることにつながります。内因性感覚神経の受容体は、輪状筋の能動的収縮に対しては反応せず、大腸の弛緩・収縮の状態をチェックする役割を持っているといわれています。

最後に③消化管知覚です。腸管の伸展刺激が高度になると、最終的には、消化管知覚が生じます。消化管の管腔側の刺激は、反射性の運動とともに内臓の状態をチェックする信号を脳（中枢）に送り、刺激強度が高い場合か、感覚閾値《いきち》が低ければ内臓感覚を起こすこととなるのです。

便意を消失している便秘症

では便秘の場合、内臓感覚はどうなっているのでしょうか。便秘の程度が軽い場合は、内臓感覚として腹部膨満感や腹痛が生じることになります。しかし便秘の度合が進み、下剤服用量が常用量の数倍になったり、下剤服用年数が長いと便意が低下したり消失したりしてしまうのです。これを以前私は、「ノンレスポンス型の便秘」と呼んでいたのですが、実はこのタイプの便秘は内臓感覚低下症（つまりは内臓感覚である便意が消失してしまっている）といってもよいのです。

便意を消失してしまった人は、何日も排便がないと、ただ腹部が膨満するだけで、排便反射は起こらず、したがって数日間排便がないと不安になって下剤を服用してしまうことになります。つまりこのような便意を消失してしまった便秘の人は、内臓感覚が低下してしまっているともいえるのです。

ではこの便意の有無をチェックするにはどのようにしたらよいのでしょうか。

実はこれは、大腸内視鏡検査時にある程度わかります。私のクリニックの直腸から盲腸まで観察する全大腸内視鏡検査では、検査時の疼痛《とうつう》を抑制するために、鎮痛剤、鎮静剤を投与して、まったくわからないうちに内視鏡検査をおこなっています。

しかし肛門から約三五〜四〇センチメートル程度のS状結腸までは、鎮痛剤、鎮静剤を投与しなくても痛みを起こさないで内視鏡を挿入することは可能です。このとき腸管内腔には、太さ約一一ミリメートル程度の内視鏡が入り、また腸管内を観察するために多少空気を入れながら挿入することになります。

したがって、肛門から直腸内よりS状結腸へむかって逆に便が入っていくのと同じことになるのです（S状結腸までの観察のときは、グリセリン浣腸や微温湯浣腸をすることで腸内に便が残らないようにしています）。

つまり、S状結腸まで内視鏡検査をおこなうとき、程度の差こそあれ人工的に便が貯留している状態を作り出しているのです。便意を消失している比較的重い便秘の人に対して

S状結腸の内視鏡検査を施行し、検査中に便意の有無を質問すると、その多くの人は、ごくわずかの便意か、あるいはまったく便意を感じないといいます。

一方、便秘でない人に対して同様にS状結腸までの内視鏡検査をおこなうと、大多数の人が便意を感じるのです。この検査では、腸内に入れる空気の量などが測定できません。直腸壁内圧がどの程度になっているかは不明（ただし大学病院などのような研究機関では、内圧を測定する機械があるので、測定できるだろうと思いますが、私のクリニックにはないので、このような実験は不可能なのです）ですが、便意の有無、つまり直腸反射が起こるか起こらないかの有無は判定できると考えられます。

そして直腸からS状結腸まで内視鏡で観察したとき、アントラキノン系下剤（センナ、大黄、アロエ）の長期連用で出現してくる大腸メラノーシス（大腸黒皮症、つまり大腸粘膜が黒褐色になる）を認めると最悪です。というのは、大腸メラノーシスですとアントラキノン系の代謝産物が腸管神経叢に入りこんで、腸管機能を低下させてしまうことが指摘されているからです。

つまり、便意がないうえに、腸の機能は低下しているわけで、二重苦になっている状態です。他の医療機関を受診してきたあと、私のクリニックの「便秘外来」に来院した患者さんに、この便意について質問されたことがあるかどうかを確認したところ、現在まで一人の医師も便意についてふれたことはないということが判明しました。

便が排出されればよいだろう、という考えで誰も便意（直腸反射）のことなど気にかけていないのが実情です。ただし、患者は便意が消失してしまっていることにちゃんと気づいているのです。つまりは腸管機能の障害なのです。

低下または消失した便意（直腸反射）は内臓感覚低下です。これに対してどうするべきかというと、私のクリニックの「便秘外来」でおこなっている新レシカルボン坐剤《ざざい》（直腸に入れると、直腸内で溶けて炭酸ガスが発生する。この炭酸ガスの圧が直腸内に便が貯留する程度の圧に設計されている）で毎日訓練することです。新レシカルボン坐剤を挿入して便意を感じるようになってくると、直腸反射が改善する傾向になってきます。

そして最終的には、朝食後一〇〜三〇分程度で便意を感じて、排便につながれば腸管機能は改善したことになります。

腸の感覚をコントロールする内臓感覚

内臓感覚に関与する因子としてさまざまな物質についての報告がされており、CRF（副腎皮質刺激ホルモン放出因子＝corticotropin-releasing factor）、セロトニン、NGF（神経成長因子＝nerve growth factor）、ミオシン軽鎖キナーゼ、マスト細胞（肥満細胞）、P物質およびCGRP（カルシトニン遺伝子関連ペプチド＝calcitonin gene-related peptide）などが挙げられます。

では、内臓感覚がどのようにして起こると考えられているのでしょうか。たとえば心理的ストレスがかかったとします。そうすると大脳皮質が感知し、それによって、CRFが放出され、視床下部―下垂体―副腎系が活性化されることになります。

その結果、神経伝達物質によって内臓感覚が起こってくるのではないかと考えられています。

内臓感覚に関与している主な物質（つまり腸管機能に関与する物質）

①セロトニン

消化管運動を起こす発火点となる物質です。全身のセロトニンは腸で九五パーセント、脳で三パーセント程度作られますが、血液脳幹関門があるため腸と脳との間では行き来はありません。

②ＣＲＦ（副腎皮質刺激ホルモン放出因子）

ＣＲＦは、体のストレスへの全体的な反応に対して基本的な役割を担っているといわれています。たとえば、ラットの脳内へＣＲＦを投与すると、ストレスによるものと似た行動的、身体的、免疫学的な反応を示すといわれています。さらにはＣＲＦを阻害する薬剤を使用した動物の研究では、ＣＲＦ作用を阻害するとストレスへの反応が減弱することなども報告されています。

③ＮＧＦ（神経成長因子）

ＮＧＦは交感神経や平滑筋、マスト細胞、リンパ球などで作られます。ＮＧＦは神経細胞の増殖、生存など知覚神経の機能などの神経栄養因子のひとつであり、腸管神経系の発達にも関与しているといわれています。

④肥満細胞

マスト細胞ともいい、腸管神経系の知覚に存在し、ヒスタミン、サイトカインなどの種々の物質を分泌します。

⑤Ｐ物質およびＣＧＲＰ（カルシトニン遺伝子関連ペプチド）

内臓感覚神経のうちペプチド作動性C線維は、神経障害や炎症による慢性疼痛などに関与しているといわれており、刺激を受けるとP物質やCGRPを放出するといわれています。

内臓感覚を感じる体内の仕組み

腹部の内臓の疾患のときに、日常的に認められる症状は、疼痛、不快感、異常感、膨満感、空腹感、飢餓感などです。これらの臓器感覚は、交感神経および副交感神経感性知覚路により伝達されます。

胸髄《きょうずい》・腰髄《ようずい》より発する交感神経の中を走る内臓求心性線維は、交感性知覚神経とも呼ばれ、内臓感覚、特に内臓痛を伝え、さらには反射性求心路ともなります。副交感神経の求心性神経は副交感性知覚神経と呼ばれ、特有の臓器感覚を伝えることによって、内臓機能の反射性調節と深く関係しています。

迷走神経は、いわゆる胃症状、飢餓感などを伝え、仙髄《せんずい》から発する副交感性知覚神経は尿意、便意、裏急後重感《りきゅうこうじゅうかん》（いわゆるしぶり腹）を誘発します。

胃腸を代表とする消化管などの内臓には、皮膚などとは異なった種類の感覚があり、これも内臓感覚と呼ばれるものです。ところで内臓は、自律神経系によりその機能が調節されています。自律神経系は大脳の働きとは離れたところで作動する神経系で、自律して機能しているように見えるので、この名があるのですが、実際には脳全体に密接に連絡しあい協調して働いているのです。

自律神経が内臓機能を上手にコントロールするためには、内臓の状況を中枢（大脳）へ伝える必要があります。この情報を伝えるのが自律神経系求心性神経です。この求心性神経の情報の大半は、自律神経系の中枢にインプットされ、反射的に遠心性神経の出力が制御されるのですが、一部の情報は意識にのぼってきて（つまりは大脳で異常感覚として認知される）、自律神経系以外の出力、つまりは行動を伴う反応を引き起こすことになります。この意識される自律神経系求心性神経の入力を内臓感覚と呼ぶのです。

内臓感覚には、臓器感覚と内臓痛覚があります。

すでに説明したように臓器感覚には、空腹感、膨満感、口渇、悪心、便意、性感覚が含まれます。たとえば、便がS状結腸から直腸に移行すると便意が生じ、さらには同時に直腸反射が起こり、内外の肛門括約筋が弛緩して排便につながるわけです。

つまりは、特定の臓器の存在、状態を意識して欲求を生じ、それを満たす行動を起こすこととなるのです。この欲求や行動との関係が臓器感覚のポイントです。ところで、臓器感覚は普段は感じない存在を意識するものなのですが、その感覚の種類は皮膚感覚や視聴覚などとはまったく異質で、感覚を感じた具体的な場所をうまく提示できない漠然とした感覚です。

内臓痛覚は臓器感覚と異なり、皮膚痛覚や関節の痛みである深部痛覚と共通範囲内と考えられています。しかし、内臓痛覚は皮膚感覚とは異なり、局在が比較的明確ではありません。

内臓痛覚の痛覚受容器は、自律神経終末で、腸のように内腔を持つ臓器では急激な伸展や強く激しい収縮により痛みを引き起こすといわれています。これは、強い機械的刺激による局所の虚血《きょけつ》、刺激による発痛物質の放出によって内臓痛覚を受容する自律神経終末が刺激され痛覚となるようです。

内臓痛覚を受容する自律神経終末が、消化管に広く分布する意義は完全に明確にはなっていないのですが、内臓痛覚が侵害刺激に対する生体の防御システムであることは間違いないと示唆されます。

ちょっと内臓感覚について多くの説明をしましたが、この内臓感覚に異常をきたす、たとえば、腹部膨満感や便意低下などを招きますと、脳へ不調のサインが行き、排便状況が悪くなり、ハッピーな生活が送れなくなってしまいます。ちょっとした不調でも、人間は敏感に反応してしまうこともあります。私たちにとって、けっこう切実な問題になることがあるのです。

というのは、生活習慣病チェックなどでメタボリックシンドローム予備群や肥満などを指摘され、つい現在流行中の糖質オフダイエット（低炭水化物ダイエット）を実行した結果、体重は比較的低下するものの、一方で食物繊維（炭水化物＝糖質＋食物繊維）不足に陥り、便秘になってしまう方が多くいます。こうなると、内臓感覚にも異常をきたし、アンハッピーとなり、鬱々《うつうつ》とした日常生活に陥りやすくなります。これは食物繊維の摂取量低下、肉食などの増加等による食事因子の悪化が引き金となり腸内細菌数、腸管機能低下をまねく、つまりは腸内環境の悪化へとつながっていくのです。

慢性便秘症の人に多い心の不調

慢性便秘症の患者さんを診ていると、体の調子だけでなく、精神活動（心）にも不調が及んでいる人が多いことに驚かされます。つまり気持ちも鬱々としているのです。

初診で診察室に入ってくるとき、表情が非常に暗く、口数も少ない。詳しく聞くと心療内科などで抗うつ薬を処方されているケースもあります。

また、下剤を乱用するようなタイプの便秘症の人では、過食・拒食の症状があり、摂食障害の傾向が認められることもあります。こうした精神の不調にはもちろん、複数の原因があるでしょう。そもそも精神疾患についてはなりやすい素因が指摘されており、ここにさまざまな要因が引き金となって発症するといわれています。うつ症状であれば職場や家庭のストレスが要因といった具合です。

しかし、患者さんを診ているとこれらのことに加え、どうやら、腸の不調そのものが、精神的な不調につながっていると思わざるをえないケースが非常に多くあるのです。重症の便秘患者さんの場合、下剤をストップすると、まったく便意が起こらない、つまり自力で排便できない人がほとんどです。これは内臓感覚が低下したからなのです。

この状態で食事をすれば、お腹にどんどん内容物が溜まり、腹部膨満感などつらい症状に悩まされることになります。誰もが一時的な便秘になったことがあるかと思いますが、

図表9　便秘がもたらす心身の悪循環

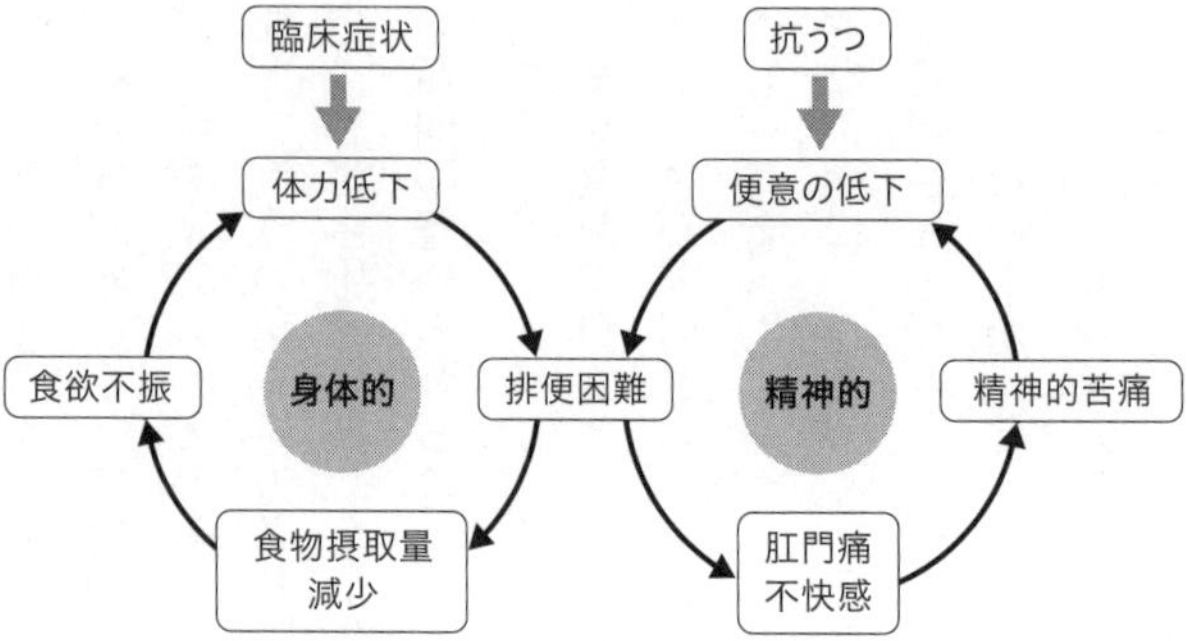

重度の便秘の人はそのひどい状態が慢性的に続いている状態といっていいでしょう。

これは単に腸の不調が気分にも影響して心が沈んでいたというだけではないようで、脳と腸は特にストレスの影響を受けやすい部位であるということに加えて、脳と腸には深い相関関係があることがわかってきています。

腸の不快を腸自体がきわめて敏感にキャッチし、これを脳にも伝達し影響を与えるメカニズムがあるのです。

内臓感覚低下から停滞腸、そして慢性便秘症へ

「便は出ているのにお腹が張る」「残便感がある」（こうした症状は、内臓感覚の異常を認め

たことになります）このような兆候の人は「停滞腸」の可能性があります。つまりは腸管機能の低下です。「停滞腸」という言葉を初めて聞く方も多いでしょう。実はこの言葉は医学用語ではなく、私の「造語」です。

腸は消化・吸収・排泄のために「蠕動運動」をおこなっており、眠っているときも動いています。これがあるからこそ眠る前に食事を摂っても朝にはある程度、消化されているわけで、栄養物の消化・吸収ということからも体にとって非常に重要な働きをしています。

「その腸が停滞している」という意味で、「停滞腸」と命名したわけです。このような人は排便の有無にかかわらず、「お腹のガスが多く、お腹が膨満してしまう」という症状を強く訴えます。こうした人は想像以上に多いようです。

停滞腸の原因としては、朝食を抜く食生活（二回食）や、無理なカロリー制限のあるダイエット、特に炭水化物抜きダイエットなどで栄養バランスが崩れ、食物繊維が不足していることが一番の原因です。

このほか、運動不足やストレスなどもきっかけになります。特に一日二回食や間違えたダイエットは、食事の量も少なくなるため、ますます腸の動きが悪くなるという悪循環に陥ります。

また、女性の方に多いのですが、便秘をしていないのに、「何となくいつもお腹が張っているような気がする」とか、「お腹がポッコリ出てきた」という悩みは、停滞腸が原因であることが考えられます。

停滞腸のチェックには大腸内視鏡検査が一番ですが、ここでは「日本人の腸とストレスに関する調査」のアンケートにも使用した、簡単な質問に回答するだけでわかるセルフチェック表をご紹介します。

内臓感覚とレジリエンス

レジリエンスとは、精神的回復力のことで、「外力によるストレスを跳ね返す力」と定義されています。つまり、レジリエンスとはストレス耐性と同義語です。このレジリエンスを得るためには、発達期の環境要因が重要で、それは次の三つだそうです。

①豊富な環境
②母性行動

停滞腸チェックリスト

- □ 朝食は食べないことが多い
- □ 野菜、果物、キノコや海藻は食べることが少ない
- □ 納豆は嫌いである
- □ 料理にはオリーブオイルではなくサラダオイルを使っている
- □ 魚より肉を食べる
- □ 水分を摂ることを控えている
- □ 外食やコンビニ食をよく利用する
- □ お酒を飲みすぎることが多い
- □ 現在ダイエットをしている、もしくは過去にダイエットをしたことがある
- □ トイレに行きたくなっても我慢することがある
- □ 下剤を一年以上、使っている
- □ 運動不足である（週二時間以下）
- □ 睡眠時間は一日六時間以下である
- □ ストレスが溜まる職場である
- □ 食べ物やエアコンで体を冷やすことが多い
- □ 猫背など姿勢が悪い
- □ この中に当てはまるものはない

YESが0〜3個　：健康な腸。

YESが4〜8個　：生活が停滞腸に傾いています。

YESが9〜13個：腸が危険信号を発しています。今すぐに腸の働きをよくする生活習慣を始めてください。

YESが14個以上：腸は最悪の状態でほとんど動いていません。重症の便秘や腹部膨満感などすでにさまざまな症状が出ていると考えられますので、すぐに対処してください。必要に応じて医療機関を受診しましょう。

③ストレス免疫

①の「豊富な環境」とは、たとえば、マウスを複数の仲間と一緒に、おもちゃや隠れ家が豊富な環境で飼育すると、単独で乏しい環境で飼育したマウスより、一般行動（不安行動の減弱）や学習記憶能が改善するとされています。これを人間で例えれば、幼い頃に都市で生活し、一人でテレビゲームにふけり、多数の子どもと外で遊ぶことをしなかった場合が当てはまるかもしれません。

では、②の「母性行動」はというと、母親から多くの母性行動を受けた仔マウスは、成長後のストレス刺激に対して抵抗性を示すのだそうです。人間に例えれば、親に虐待を受ければ、ストレスに対する抵抗性が弱くなるのかもしれません。

③の「ストレス免疫」とは、同一の遺伝子背景を持つ動物の場合、発達期にストレスを繰り返し受けたものは、ストレスを受けていないものよりも、成長後にストレス耐性を持つようになるのだそうです。

このような三つの環境は、視覚、聴覚、味覚、嗅覚などの五感を通して、ストレスをコントロールする回路を発達させることによって、さまざまなストレスに対して対応ができるようになってくるといわれています。

そして、この五感以外に第六の感覚として、内臓感覚が注目されるようになってきました。この内臓感覚というのは、なかなか難しいのですが、たとえば寒いときに温かい手をお腹に当てるとお腹が温かくなり、何となくハッピーな気分になれますよね。これが内臓感覚といってよいかもしれません。ビートルズの曲で、アルバム『レット・イット・ビー』に収録されている「I've Got a Feeling」という曲は、Got＝Gut（腸）のダブルミーニングで、「快適」、つまりは腸も快適という内臓感覚が快適ということを示していると示唆されます。

（まとめ）

・腸内環境とは①食事因子、②腸管機能、③腸内細菌叢（腸内フローラ）の三つの要素で構成されている。

・最近、腸内環境の悪化で大腸がん、難治性先天性腸疾患（潰瘍性大腸炎、クローン病など）が増加している。

・この三つの構成要素の一つでも悪化すると腸内環境悪化へつながる。そして排便力低下へつながっていく。

第2章

現代人の腸の救世主、大麦、小麦ブラン

長寿地域の日常生活から見えてくる腸内環境改善のヒント

日本での長寿地域の研究でよく知られている京丹後地域や山梨県上野原市棡原地区の日常生活や食生活を調べたところ、米ではなく小麦、大麦を使った雑穀を主体とし、どの季節の食事に関しても味噌や漬物を主体とした発酵食を多く摂る内容でした。

麴菌や植物性乳酸菌を多く摂る食生活です。昭和の時代の食生活の特徴は、大麦ご飯や、味噌汁、味噌を使った食材、酒まんじゅう（酒粕使用）などの酒粕を使った食材を摂ることでした。

大麦ご飯に特徴的なのは、後述する水溶性食物繊維が多く含有されていること、味噌汁には、麴菌、植物性乳酸菌、植物性タンパク質が多く含有されていること、酒粕には、麴菌、植物性乳酸菌、酵母などが含有されているのです。

昭和の時代に、このような物質を意識して摂っていたわけではないのでしょうが、令和の時代の私たちにとっては、健康に大きく関与する素材ともいえます。

長寿地域である棡原地区の昭和の時代の食事内容について、『日本の食生活全集 聞き書山梨の食事』（農山漁村文化協会）に記載がありましたので、一部を紹介します。

梱原地区の四季の朝、昼、夕の食事内容

（冬）

朝――でえこ麦、煮込みうどん、里芋煮、削り節、ねぎ味噌、梅干し

大麦の割麦に一割ぐらいの米を混ぜ、5、6倍の水を入れて、とろ火で半日ぐらいやわらかく煮る。ご飯を炊くのは一日一回で、昼から翌日の朝までもたせる。冬は、このお麦《ばく》（麦めし）に大根（でえこ）の千六本を入れて、でえこ麦を作ることが多い。ねぎ味噌（生味噌にきざみねぎを混ぜたもの）、削り節、梅干しをつけて食べる。

冬は、夜、里芋をゆっくり煮て、味噌で味付けしておいたものを朝になって食べる。味噌汁は作らず、前夜の煮込みうどんを食べる。

昼――ふかしいも、でえこ麦、味噌汁、漬物

朝の食事とほとんど同じだが、でえこ麦、たくあん、山東菜の漬物。

大根の干葉《ひば》や山東菜、ねぎ、せいだ（ジャガイモ）を入れた味噌汁を作る。特にだしは

とらず、ふすま（小麦の皮）の麹を使った三年味噌で味をつける。

夕ー煮込みうどん、せいだのたまじ、漬物

お麦と小麦粉を使った煮込みうどんがほとんど毎日続く。

煮込みうどんは、季節の野菜を煮た汁の中へ手打ちうどんを茹でずに入れて味噌味で煮込むもので、冬は里芋、大根、にんじん、ねぎなどを入れる。次の朝の分までたっぷり作る。

煮物は、大きなせいだをこんにゃくと煮たり、せいだの小玉をたまじにしたりする。たまじはせいだを皮付きのままよく洗って水気を切り、油で炒め、味噌味で炒め煮したものである。たくあんや、白菜、山東菜、体菜《たいな》などの菜の漬物は毎日食べる。

そのほか、せいだ、里芋、にんじん、ゴボウを入れたけんちん汁を食べ、厚切りの大根を味噌で煮たほろふき（ふろふき）大根などもよく作る。

（春）

朝ー前日のお麦と煮込みうどん、里芋煮、たくあん

昼ー朝食と同じ

夕――煮込みうどん、せいだのたまじ、野菜の煮物

煮込みうどんには大根、にんじん、ねぎを入れる。せいだのたまじは作り置きができる。

（夏）

朝――十六麦かあわ飯、里芋煮、漬物

十六麦は二つ三つに折って、お麦の中に炊き込む。あわ飯も節米のためのご飯で、あわに一割の米を入れて炊く。

昼――十六麦、なすと十六麦の鉄火味噌、汁物、漬物

お麦には、なすと十六麦の鉄火味噌（味噌の油炒め）がよく合う。夏は、なすと十六麦を加えた鉄火味噌をよく作る。

夕――煮込みうどん、てんぷら、煮物、せいだのたまじ、漬物

お盆――晴れ食・行事食として酒まんじゅう、身欠きにしんの煮物をふるまう

お盆の八月十五日には、農作業の合間に親類縁者が、そうめんや缶詰などをお土産に持

って、先祖の供養にやってくる。酒まんじゅうをたくさん作ってふるまい、なすの醤油汁でそうめんを食べ、せいだときり昆布、身欠きにしんの煮物をおかずにする。

〈秋〉

朝―でえこ麦、煮込みうどん、里芋煮
大根を大根突きで千六本に突いて炊き込んだでえこ麦には、ねぎ味噌や削り節が合う。白菜などの新しい漬物を出してくる。
昼―でえこ麦、なすと十六麦の鉄火味噌、汁物、漬物
秋の汁物は、菜をもぎりこんだ（ちぎって入れた）味噌汁をよく作る。
夕―煮込みうどん、てんぷら、煮物、せいだのたまじ、漬物
秋の煮物は、大根、にんじん、里芋、キノコ、こんにゃくなどを入れる。煮込みうどんにも里芋やキノコが入る。

京丹後地域は、海に近いので、麦めし、発酵食に加えて、魚介類を比較的多く摂ることが多かったでしょう。桐原地区では、こんにゃくや酒まんじゅうを摂るなどの特色があり

ました。

　では、大麦や小麦などの雑穀や発酵食がなぜ体によかったのかを説明したいと思います。この二つは腸内に分解して入ると、おのおの影響しあう存在なのです。

発酵食に関与するさまざまな微生物

　発酵食を知るうえで、発酵食に関与するさまざまな微生物を知ることも重要です。発酵食は、乳酸菌だけが関与しているわけではありません。

　日本は、世界一の発酵食の多い国だそうで、約一五〇〇種類もの発酵食が存在し、個々の地域によってもさまざまなものがあります。私の知り合いのイタリア人料理研究家の方は、昔、高温多湿によって食品の腐敗したものを食べたらおいしかったので、発酵食を作り、食べるようになったのではないかなどと指摘していましたが、それも一理あるかもしれません。発酵食が盛んになったのは、食材を保存するために必要であったことも確かでしょう。

　ではここで、発酵に関与する微生物について述べておきたいと思います。

図表10に示すように発酵食に関与する微生物は、非常にたくさんあります。このように、発酵食に関与するのは、乳酸菌だけではないのです。

これらは、日常の食卓に出てくるものに含有されています。

潰瘍性大腸炎の食事療法に効果的だった発芽大麦

みなさんは「麦ご飯」に対してはあまりいいイメージをお持ちではないかもしれません。何を隠そう、私もその昔は「ぼそぼそしていておいしくない」という印象を抱いていた一人です。

私は、一九七四年四月に、東京慈恵会医科大学（以下、慈恵医大）に入学しました。学生食堂で最初に食べた昼食が今でも忘れられません。当時、学生食堂のメニューは定食のみで、すべて一〇〇円でした。

そのどんぶり飯が、ぼそぼそとした大麦がいっぱい入った麦ご飯だったのでびっくりしたのを覚えています。麦ご飯は、一〇歳前後の頃まで自宅でも食べていたので、このときが大麦との二度目の出会いでした。

図表10　主な発酵微生物の機能と特徴

微生物	特徴	用途
麹菌 A・オリゼー	・酵素を大量に必要とする緑色のカビ。 ・アミラーゼ、プロテアーゼなどの酵素を大量生産する ・塩水などで仕込むと死滅する	味噌、醤油、清酒、みりん、食酢など
乳酸菌 L・ブルガリクスなど	・糖分から乳酸を生産してpHを低下させる細菌 ・栄養要求性が高い。酵素があると生育しない	ヨーグルト、漬け物、チーズなど
パン酵母 S・サレビシエ	・糖分からアルコールを生産する球状の菌類 ・乳酸菌と競合	ワイン、ビール、清酒、パン、食酢
納豆菌 B・サブチリス (natto)	・耐熱性胞子を作る好気性細菌。稲藁に生育 ・大豆タンパク質を分解してネバネバ成分を作る	納豆
耐塩性酵母 酵母Z・ルキシー 好塩性乳酸菌 乳酸菌T・ハロフィルス	・20%食塩存在下で生育可能	醤油、魚醤、味噌
酢酸菌	・アルコールを酸化して酢酸を生産する好気性細菌	食酢

『日本の伝統　発酵の科学』(中島春紫著、講談社ブルーバックス)より。

当時、学食ではいつ行ってもどんぶりの中は麦ご飯でした。さすがにぼそぼそした食感に飽きてしまい、学校の外の店に食べに行くことが多くなりましたが、母校である慈恵医大の麦ご飯は、特に大麦の割合が多かったことをあとで知りました。

その後、私は消化器内科医となり、大腸専門センターである、横浜の恵仁会松島病院大腸肛門病センター・松島クリニックで勤務することになりました。このクリニックは一年間に大腸内視鏡検査を当時一万二〇〇〇件（現在二万件）も施行する日本でも有数の内視鏡センターでした。

実はここで私と大麦との三度目の出会いがありました。

当時の松島クリニックには炎症性腸疾患のひとつである潰瘍性大腸炎の患者さんが、約五〇〇〇人も通院していました。その治療の一環として、「発芽大麦」(germinated barley food stuff ＝ＧＢＦ）が採用されていたのです。

発芽大麦は、厚生労働省から潰瘍性大腸炎患者用食品としての表示許可を受けて、二〇〇〇年七月から発売されました。

発芽大麦は、大麦の麦芽を原料としています。その製法は、大麦の麦芽に含まれる硬い穀皮とアロイロン層（発芽に必要な栄養分やホルモンを伝達する際に使われる層）、胚芽部分を使用します。これらを粉砕後にふるい分けして穀皮を除去したものが、アロイロン層と胚芽からなる発芽大麦です。

発芽大麦の主成分は、食物繊維とグルタミンに富む不溶性タンパク質です。試験管内での実験では、発芽大麦の食物繊維は腸内細菌によって効率よく酪酸《らくさん》（短鎖脂肪酸のひとつで、大腸粘膜上皮細胞の主たるエネルギー源）に変換されます。実は、この酪酸が大腸炎の抑制に強く関与していることが報告されているのです。

また発芽大麦の食物繊維は、他の一般的な食物繊維と比較して水分膨潤性（水分を吸収して膨らむ性質）が高いことが特徴のひとつとして挙げられています。この水分膨潤性により、正常な便の形成を促すであろうことも指摘されているのです。

このように、大麦から作られた発芽大麦は、健康な人において便量の増加、さらに便に含まれる水分含量増加作用によって便通の改善作用が確認されています。

加えて発芽大麦には、①腸内の善玉菌を増加させる、②酪酸濃度を上昇させる、③便のpHを低下させる（腸内が酸性に傾いて腸内環境が良好になる）といった働きがあることも明らかになっています。

滋賀医科大学消化器内科の安藤朗教授らは、軽症から中等症の潰瘍性大腸炎の患者に対して、発芽大麦を一回に二〇～三〇グラム、連続二八日間投与して調査しました。その結果、症状のタイプを問わず、下血や下痢などの臨床症状や大腸内視鏡検査所見の改善が認められたそうです。

ところで、腸の健康にとって重要な働きを有する発芽大麦ですが、これは大麦に含まれているわけですから、大麦をそのままご飯として摂っても、効果が得られるであろうと考えられます。

以前に私のクリニックでも潰瘍性大腸炎の軽症の方に発芽大麦入りご飯をすすめたところ、腸の調子が比較的良好に保てる人が多くいました。

しかし、発芽大麦は値段が比較的高価であったこともあり、二〇一〇年に生産中止になってしまいました。

麦ご飯を食べていた頃、大腸がんは少なかった

一方、二〇〇〇年前後に私は、大麦に含まれるβ‐グルカンという食物繊維が腸の病気に有効であることを確認していました。

このβ-グルカンは、同じイネ科植物でも、米にはほとんど含有されず、麦類に特徴的に含有されている成分です。大麦に含有されるβ-グルカン量は、品種や栽培条件によって異なりますが、一般的には三〜七パーセントとされています。

食物繊維については、九九ページでも詳しく説明しますが、大麦は、米と比較して食物繊維が多いことが知られています。特に水に溶ける水溶性食物繊維のβ-グルカンが多いのです。水溶性食物繊維は、小腸で脂質や糖質の吸収をブロックすることで有名です。

戦後しばらくは、日本での主食はひきわり飯（米六〜七：大麦四〜三）でした。その頃は大腸がん、便秘、糖尿病などが、現在と比較して少なかったのです。

大麦は、米、トウモロコシに次ぎ、世界の穀物の生産量で第四位の作物です。大麦は小麦や米、トウモロコシと同じイネ科の穀物で、「はだか麦」と「皮麦《かわむぎ》」に大別されます。穀物として食されるのは、はだか麦のほうで、米にうるち米ともち米があるのと同様、はだか麦も「うるち性」と「もち性」のものがあります。

うるち性の大麦のうち、もっとも一般的なものが「押し麦」です。よく麦とろご飯に使用されていますが、少々パサついて食べづらい印象を持たれがちです。

これに対し、もち性の大麦が「もち麦」で、もちもちとした食感からおいしいと評判です。この差はデンプンの構成内容によるもので、もち麦のデンプンは、粘性が強いアミロペクチンが主体となって構成されています。さらに最近ではスーパー大麦（オーストラリア産バーリーマックス®）も開発され、発売されています。

主なはだか麦の種類

①押し麦（うるち性）

麦めしでお馴染みの大麦。うるち性の大麦の中でもっとも一般的なもので、麦とろご飯によく使用されています。水を吸収しにくい大麦を蒸気で加熱してやわらかくし、ローラーで平らにすることで食べやすく加工。平らにしたあと乾燥させ、冷却しています。

②胚芽押し麦（うるち性）

栄養価の高い胚芽を残した押し麦の一種です。精麦段階で削り落とされる「胚芽」を残して、押し麦と同様の加工を施したもの。胚芽には不飽和脂肪酸やビタミンB_1、ビタミンEが豊富なため、栄養価は高くなります。ただし、ニオイやクセが比較的強く出ます。

③丸麦（うるち性）

熱処理をしていないので、麦本来の風味を味わえます。外皮を取り除き、まわりを削っただけの丸い形状をした大麦。消化の面では押し麦に軍配が上がりますが、熱処理もローラーによる圧縮もしていないので、麦が持つ本来の風味を堪能することができます。

④米粒麦（うるち性）

うるち性の大麦の中では、食べやすさナンバーワン。大麦に特徴的な真ん中のスジ（黒《こく》条線《じょうせん》）に沿って半分に切断し、お米の形に似せて加工された大麦。比重もお米に近くなるようにしてあるため、お米に混ぜて炊いても抵抗がなく、大麦特有の食べにくさが軽減されています。

⑤もち麦（もち性）

水溶性食物繊維が多く、もちもちとした食感の大麦で、今ブームになっている食材です。アミロペクチンという、粘性が高いデンプンの割合が多いもち性の大麦で、もちもち、プチプチした食感が特徴です。水溶性食物繊維のβ-グルカンが特に豊富に含まれていて、腸内環境を整え、またダイエット効果が高いとされています。
このもち麦が、おいしくてダイエット効果もあるということで注目を浴びたのです。

⑥スーパー大麦（もち性）
もち麦と同様、食物繊維が多く（一〇〇グラム中二三・三グラム）、水溶性食物繊維も六・八グラム前後含有しています。スーパー大麦はバーリーマックス®とも言います。

スーパー大麦は質のいい腸内細菌を増やす食物繊維

さまざまな穀類の中でもダントツの食物繊維を誇るのがスーパー大麦で、特筆すべきは、働きの異なる二種類の水溶性食物繊維を含んでいることです。フルクタン、β-グルカン、さらには難消化性デンプンであるレジスタントスターチを含有しています。どれも大腸内で善玉菌のエサとなり、腸内で発酵して酪酸を生み出します。しかもフルクタンは大腸の入り口で、β-グルカンは大腸のまん中で、レジスタントスターチは大腸の奥で発酵するので、大腸全体で酪酸を産生することが可能だそうです。

スーパー大麦はオーストラリアで近年開発され、遺伝子組み換えをしていない安全な食品です。

スーパー大麦のすごい点

・水溶性と不溶性の食物繊維が豊富でバランスがよい
・腸の奥まで届く食物繊維
・白米と一緒に炊くだけ（米一合にスーパー大麦大さじ三杯を入れて炊くとよい）
・ビタミン・ミネラルも豊富

スーパー大麦やもち麦ご飯のすすめ

もち麦の歴史は古く、紀元前から西南アジア地域で栽培が始まり、その後ユーラシア大陸全土とアフリカ東北部にまで広がりました。日本では、瀬戸内海に面した四国、中国地方の各県で、昭和初期まで広く栽培されていました。

現在、国内での生産が復活していますが、そもそもはだか麦の国産自給率は一〇パーセント以下しかなく、スーパーなどで売られているもち麦も輸入品が多いようです。

では、スーパー大麦やもち麦の特徴とはいったい何なのでしょうか。

第一は、水溶性食物繊維の含有量の多さです。通常の押し麦は、一〇〇グラムの中のエネルギー量は三四〇キロカロリー、食物繊維含有量は九・六グラム（うち水溶性食物繊維六・〇グラム、不溶性食物繊維三・六グラム）です。

一方、もち麦は、一〇〇グラム中でエネルギー量三三九キロカロリー、食物繊維含有量一四・六グラム（うち水溶性食物繊維九・〇グラム）と、押し麦よりさらに食物繊維が多いのです。

さらにオーストラリアで開発されたスーパー大麦（バーリーマックス®）は大麦の一種で、一〇〇グラム当たりの食物繊維量は二三・三グラム。白米は〇・五グラムですから、約四〇倍！　大麦β-グルカンという水溶性食物繊維をたくさん含んでいるのが特徴です。また、食物繊維と同様の働きをする難消化性デンプンを多く含んでいます。

β-グルカンには、悪玉コレステロール値を下げる、糖質の吸収を抑え食後の血糖値の上昇を抑える、満腹感を維持するなどの働きがあります。

さらに、スーパー大麦を朝食で食べると「セカンドミール効果」といって、糖質の吸収

図表11　主な穀物の食物繊維総量

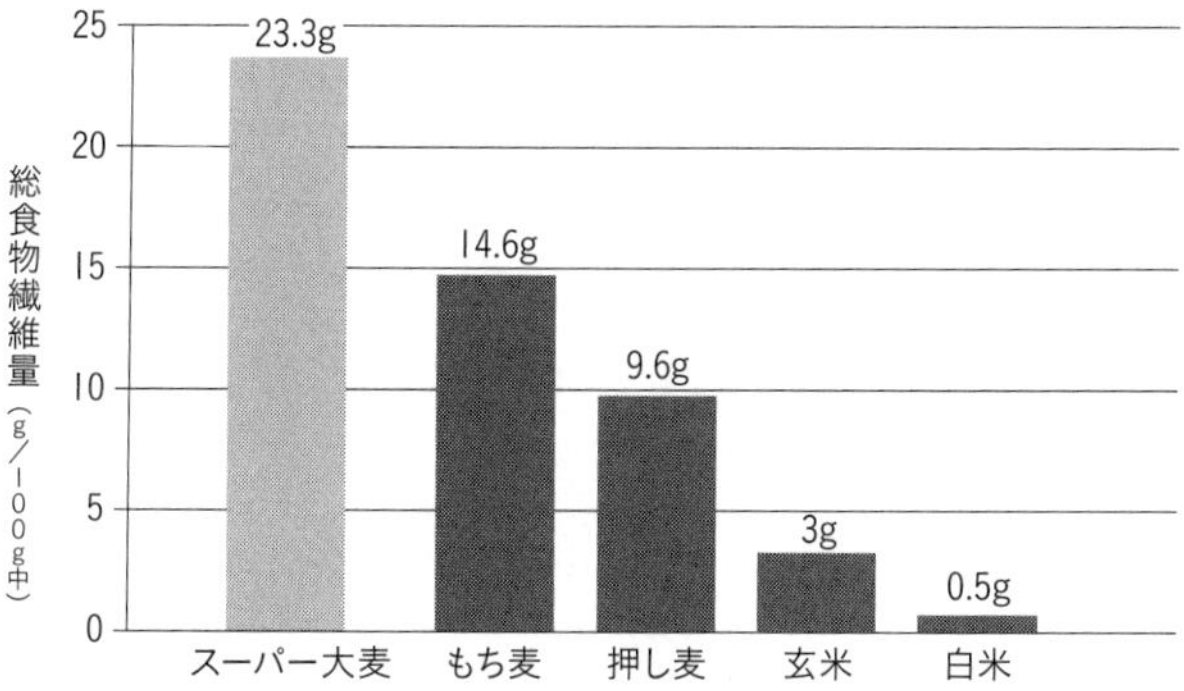

（一財）日本食品分析センターなどの分析より。

を抑える働きが次の食事まで続くため、ダイエットはもちろん糖尿病予防にも効果を発揮します。

ご飯は、白米だけでなく、ぜひスーパー大麦を混ぜて麦ご飯にしていただきましょう。スーパー大麦が手に入りにくいという方は、同じようにβ－グルカンがたくさされ含まれているもち麦や押し麦で代用してみてください。

◆スーパー大麦ご飯

〈材料〉（二人分）

米…一合

スーパー大麦… 大さじ三

水…米を炊く分の水＋スーパー大麦の分（七〇ミリリットル）

〈作り方〉

①米を研《と》いで炊飯器に入れる。

②炊飯器に一合の目盛りまで水を入れる。

③スーパー大麦とスーパー大麦の分の水を入れる。

④炊飯する。

＊スーパー大麦は研ぐ必要はありません。

水溶性食物繊維を多く含有しているスーパー大麦、もち麦などが体や腸によいのは、この水溶性食物繊維が分解されて産生される酪酸に秘密があります。

水溶性食物繊維が酪酸（短鎖脂肪酸）の産生を盛んにする

酪酸は大腸においては第一のエネルギー源であり、小腸においてもアミノ酸の一種であるグルタミンに次ぐエネルギー源になる、腸にとって重要な物質です。

酪酸については後ほど説明しますが、ここでは腸にとって不可欠なものであることを覚えておいてください。

酪酸（短鎖脂肪酸）の産生に関しては、大腸に存在する細菌の種類や数などによって左右されることが指摘されています。大腸に入ってくる基質（水溶性食物繊維、つまり細菌のエサ）の量が増加すれば、発酵が盛んになるのです。

したがって、発酵しやすい難消化性糖類（水溶性食物繊維等）をたくさん摂れば、大腸内での酪酸（短鎖脂肪酸）の産生が増加することになります。ペクチンのような水溶性食物繊維とセルロースのような不溶性食物繊維とでは、発酵のされ方が異なります。

また、同じ野菜でも塊のままで食べるのと、ジュースにして飲むのでは、発酵速度が異なるそうです。つまり食物繊維が発酵して、短鎖脂肪酸ができる量や産生するスピードは、種類や摂取方法よって異なることが指摘されているのです。

さらには、大腸の内容物が何時間大腸に留まっているか（滞留時間）は、腸内の細菌構成や発酵産物（酪酸など）に影響するといわれています。また、大腸の容積や、食事の量、頻度なども短鎖脂肪酸の産生速度に影響するそうです。

つまり、食物繊維だからといって何でも酪酸が産生されやすいというわけではないようです。さまざまな研究結果から、食物繊維の中で、不溶性食物繊維よりも水溶性食物繊維

図表12

二つの食物繊維の生理作用の違い

生理作用	水溶性	不溶性
食後血糖値	上昇抑制	変化なし
便の重量	軟便になる	増加させる
発酵性	広範囲で高い	限定的で低い
胆汁酸・コレステロールの排泄	多くなる	変化なし
胃内pHの変化	低下する	変化なし
胃内滞留時間	長くなる	やや長くなる
咀嚼時間	短くなる	長くなる

※発酵性：酪酸の産生しやすさ。水溶性食物繊維のほうが、酪酸が産生しやすい。
※水溶性食物繊維と発酵性食物繊維はほぼ同義語。

のほうが発酵性は、広範囲で高いと指摘されています。

発酵性とは、短鎖脂肪酸、つまり酪酸などの産生しやすさで、水溶性食物繊維のほうが酪酸を産生されやすいということになります。キウイフルーツは水溶性食物繊維の割合が高いので、酪酸が産生しやすいことが指摘されています。

では、他の食材を見てみますと、穀物の中で大麦が他の物よりも圧倒的に水溶性食物繊維含有量が多いので、大麦での酪酸産生についての報告を紹介したいと思います。

排便回数を増加させたスーパー大麦

機能性大麦であるバーリーマックス®（スーパー大麦）についての論文（西村文ほか：機能性大麦BARLEYmax〈Tantangara〉による整腸効果について―ランダム化二重盲検並行群間比較試験―『薬理と治療』Vol 45. No6 1047〜1055 2017）を紹介します。

プレバイオティクス（ヒトに有益な作用をもたらす生きた微生物群であるプロバイオティクスの働きを助ける物質）の中でも、大麦は多くの水溶性食物繊維と不溶性食物繊維がバランスよく含まれており、食物繊維を摂取するには非常に適した食品として注目されています。大麦には、①正常な腸機能の維持、②食後の血糖値上昇抑制、③コレステロール値の低下作用などが確認されています。

オーストラリア連邦科学産業研究機構（CSIRO）により開発された非遺伝子組み換えの大麦品種バーリーマックス®（Tantangara）は、通常の大麦と比べ食物繊維を二倍、レジスタントスターチを四倍含み、水溶性食物繊維であるβ-グルカン、フルクタンの含有量が高いといわれています。オーストラリアでの臨床評価において、オーストラリア人での整腸効果、血糖抑制効果、有用短鎖脂肪酸産生（特に酪酸）の効果があることがすでに確認されています。

この試験では、便秘傾向の日本人成人女性を対象に、バーリーマックス®の摂取量が便通に及ぼす影響についても検討されています。対象は排便回数が一週間のうち二〜四回の便秘傾向の者を選択し、成人女性三〇名で試験を実施。被験食品は、バーリーマックス®の摂取量が一日当たり一二グラムになるように設計しています。

結果は次のとおりです。排便回数は、バーリーマックス®摂取群では、前観察期間と比較し、摂取二週、四週において排便回数の平均値が有意に増加したそうです。短鎖脂肪酸への影響は次のとおりです。糞便中の短鎖脂肪酸（酢酸、プロピオン酸、n-酪酸）産生総量の変化および有用短鎖脂肪酸（酢酸、プロピオン酸、n-酪酸）産生量の合計量の変化を検討しています。

バーリーマックス®摂取群において、糞便中の酪酸産生総量平均値は前観察期間と比較し二週、四週、後観察期間と比較し、二週目のみで有意な増加が認められたそうです。

この論文は、水溶性食物繊維が多いスーパー大麦を摂ることで、短鎖脂肪酸や酪酸が増加することを示しています。つまりバーリーマックス®摂取で腸内細菌叢（腸内フローラ）

が良好となり、短鎖脂肪酸が増加することが提示されたのです。水溶性食物繊維含有量が多いキウイフルーツでも摂取することで短鎖脂肪酸、酪酸が増加することが判明しています。

さらに実際に、スーパー大麦（バーリーマックス）®が、お腹によいのかどうかを私のクリニックでも調査しました。「便秘外来」に通院中の女性で、酸化マグネシウム製剤（下剤）のみを毎日服用している軽症の慢性便秘症の方（二〇〜六〇歳まで）三三名に、すでに茹でてあるスーパー大麦一二グラムを三〇日間毎日摂取し続けていただきました。すでに茹でてあり、真空パックに入っているものは、簡単に摂ることができます。

図表13

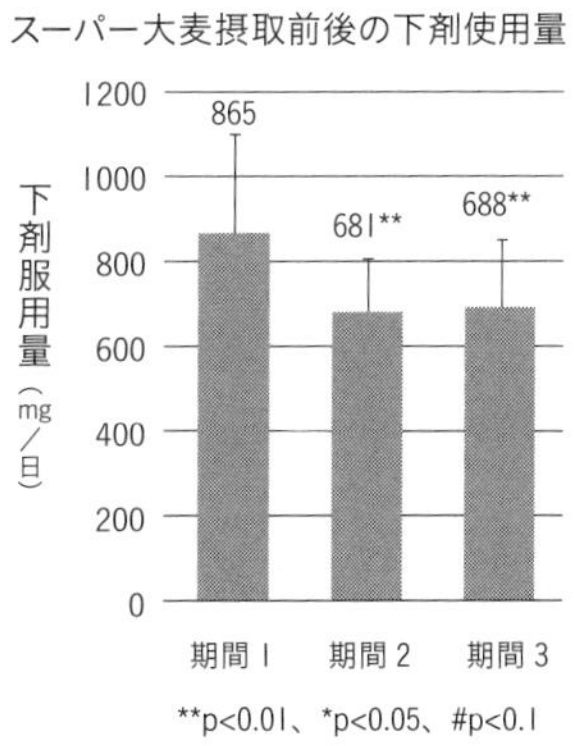

そして摂取する前の排便状況や、毎日の酸化マグネシウム製剤の服用量を調査したところ、図表13に示すようにスーパー大麦摂取前には、酸化マグネシウム製剤服用量は〇・八六五グラムあったのが、スーパー大麦摂取三〇日後には、酸化マグネシウム服用量が〇・六八八グラムまで有意に減少しました。また、スーパー大麦摂取によって、排便量や排便回数も有意に増加しました。

アメリカ食品医薬品局も注目

振り返ってみると、戦後しばらく日本では、現在よりも便秘の人が少数でした。糖尿病の人も少なかったのです（現在は、一九六〇年代の四〇倍以上の糖尿病の人がいます）。

さらに便秘症の人は、厚生労働省「国民生活基礎調査」によると、一九九八年（平成十年）の調査では人口一〇〇〇人当たり、女性四六・七人、男性は一八・六人でしたが、二〇一〇年（平成二十二年）の調査では、女性五〇・六人、男性二四・七人と増加傾向を認めています。

特に六五歳以上になると、男性でも便秘症の患者さんが急増してくるのです。

また、一九六〇年代は、まだ大腸がんの死亡率も高くありませんでした。その理由が、当時は麦ご飯を主食にしている人もいたから、とは考えられないでしょうか。

裏を返せば、二〇〇〇年以降急増している大腸がんに対して、もち麦ご飯（大麦ご飯）は予防的に作用する可能性が期待できるのです。

さらにもち麦ご飯は、腸の負担を軽減するので、メタボリックシンドロームやダイエットにも有効ではないかと考えられます。

では、その味のほうはというと、昔は、確かにお米に比べてまずいと感じられた大麦ご飯ですが、もち麦、スーパー大麦ご飯にすれば、誰もがおいしく食べられます。

腸の健康が気になる人は、一汁三菜の「主食」として、もち麦ご飯を取り入れることをおすすめしたいと思います。二〇〇六年、アメリカ食品医薬品局（FDA）が、大麦の食物繊維に含まれるβ-グルカンの効能を認可しました。

厚生労働省も、二〇一六年になってβ-グルカンについての研究を進めるようにとのコメントを出しましたので、今後日本でも、さらに新しい知見が増加していくと思います。

もち麦が太りにくい体質を作る

近年、日本人の食物繊維摂取量は年々減少傾向にあります。これが日本人の腸の健康を阻み、便秘を引き起こしたり、大腸がんを増やしたりする原因のひとつになっている可能性があります。

日本人の食物繊維摂取量が減っている理由のひとつに、穀類からの食物繊維の摂取が減っていることが挙げられます。

「そんなことを言っても、日本人は毎日白米を食べているじゃないか」と思われるかもしれませんが、先ほどもち麦と比較したように、白米には、それほど多くの食物繊維が含まれていません。

明治時代の一般庶民は、大麦の入った「ひきわり飯」を主食としていました。戦後しばらく日本では、大麦摂取量は米に次ぐものだったのです。ところが、その後、食生活の変化などで、大きく減少しました。

これは「腸の健康を保つ」という観点から見ると、大変なマイナスです。大麦の一種の「もち麦」には、昔からよく食されてきた「押し麦」以上に水溶性食物繊維が豊富に含まれます。

もち麦に含まれるβ‐グルカンは、便をやわらかくして便秘の解消に貢献し、排便状態を改善させます。腸内にすむ善玉菌にとって、水溶性食物繊維は格好のエサになって分解されて短鎖脂肪酸（酪酸、酢酸、プロピオン酸）を産生し、腸内が酸性に傾いて「腸内環境が改善」されます。これは、水溶性食物繊維である、β‐グルカンが発酵して短鎖脂肪酸を産生するので、水溶性食物繊維はある意味で、発酵性食物繊維といえるのです。また、糖や脂肪の吸収をゆるやかにして「太りにくい体質」を作ってくれます。

私が、もち麦をおすすめする理由はそれだけではありません。もち麦ご飯は、食感がもちもちとして、とにかく「おいしい！」のです。最近、炭水化物抜きダイエットが流行していますが、このダイエット法では、食物繊維が極端に不足するリスクが高まります。これ以上食物繊維を減らす食事は、体に大きなダメージを与えることになるのは想像に難くありません。

もち麦ご飯（米ともち麦を二対一の割合で炊いたご飯）を一膳（一五〇グラム）食べるだけで、約二・七グラムの食物繊維を摂取できます。もち麦ダイエットでは、一日二食のもち麦ご飯を食べるようにおすすめしているので、効能が期待できます。

もち麦には、不溶性食物繊維と水溶性食物繊維の両方がたくさん含まれているので、腸内環境が整い、便通が改善されます。さらに、下腹膨満が解消され、ダイエット効果が期待できるのです。また、もち麦には水溶性食物繊維のβ-グルカンが特に豊富です。一〇〇グラム当たり六・二〜六・五グラム含まれています。スーパー大麦でもβ-グルカンが四・九グラム程度含有されています。β-グルカンは、糖や脂肪を吸着して排泄する働きを持つため、よけいな脂肪を付けることを防げるのです。

さらには、糖の吸収を抑えることで血糖値の上昇を防ぐことができ、血糖をコントロールするホルモンといわれるインスリンの分泌を抑えます。その結果、体重を減らして、体形や見た目もスッキリするわけです。

β－グルカンの健康作用

二〇〇六年、アメリカ食品医薬品局（ＦＤＡ）が、大麦および大麦を含んでいる食品について、コレステロールを低下させる働きを認め、「冠状動脈心疾患（ＣＨＤ）のリスク低下に役立つ」と製品に表示することを許可しました。欧州食品安全機関（ＥＦＳＡ）も、同様の認可をしています。大麦に含まれるβ－グルカンの主な作用としては次のようなものがあります。

①消化管への作用
・整腸作用（プロバイオティクス効果）、腸内細菌による発酵促進
・胃粘膜保護作用

②免疫機能の調節作用
・腸管免疫の賦活《ふかつ》作用、感染防御作用、抗アレルギー効果
③血糖コントロールと脂質の吸収を抑制する作用
・糖代謝や脂質代謝を改善する作用
④血糖値上昇抑制作用、血中インスリン濃度調整作用
・糖尿病予防効果
⑤心臓、循環器系の健康維持
・血圧上昇抑制作用

まず注目したいのは、大麦に含まれる水溶性食物繊維（大麦β－グルカン）が、大腸内に存在する善玉菌の栄養源になるということです。

その結果、善玉菌が増加し、腸内環境が整えられ、病気や老化の原因となる悪玉菌の増加が抑制され、排便力がアップして便秘解消にもつながってくるのです。

便秘の解消によって、老廃物の腸内滞在時間が短くなり、大麦に豊富に含まれるβ－グルカンが、大腸の腸内環境を整えてくれるので、大腸の表面細胞が正常になり、がん細胞

に変化するのを予防してくれることも期待できます。

近年の研究では、大麦β-グルカンのような水溶性β-グルカンには、免疫系を刺激して感染症抵抗力を強める効果や、慢性の炎症を抑制する効果なども報告されています。β-グルカンは、植物や海藻、キノコなどに多く含まれていますが、以前からこれが免疫機能を強化し、がんなどの疾患に効果を示すといわれていました。

食品として摂取したβ-グルカンは、主に消化管粘膜を介して免疫機構を活性化すると考えられています。

過敏性腸症候群の人は低FODMAP食品を意識しよう

少し専門的な内容になりますが、大麦β-グルカンのヒトの腸内環境に対する効果について、近年の報告をいくつか紹介しましょう。そのひとつが、二〇〇二年にアメリカの栄養学術誌『The Journal of Nutrition』に報告されたものです。

健常者一〇名に対して、A群には高β-グルカン大麦(β-グルカン含有量一七・七パーセント)、B群には通常の大麦(β-グルカン含有量五・三パーセント)を摂取させて比較しています。

それによると、A群の呼気中の水素の排出量は、B群と比較して食後一時間以降は高く、特に食後二〜四時間は有意に高かったそうです。これは大腸内における発酵の促進を示しており、A群の高β-グルカン大麦が大腸内の環境に有効な作用をしていることが示唆されます。これによりβ-グルカンなどの水溶性食物繊維などが発酵性食物繊維ともいわれるようになってきたのです。

もうひとつの論文は、二〇一〇年に『Food Research International』誌に公表されたものです。この論文では、健常者を二群に分け、β-グルカン〇・七五グラムを毎日摂取したA群二六名と、β-グルカンなしのB群二六名を比較しています。

その結果、β-グルカンを三〇日間摂取したA群では、腸内環境が改善傾向を示し、排便力も強くなっているというデータが出ました。便秘傾向の人は、大麦β-グルカンを含有する大麦入りご飯を摂ることで排便促進効果が期待できるのです。

シリアル、パスタ、アボカド、ナシ、キウイフルーツ、キノコ類ほか、数多くの種類がある低FODMAP食品の食事は、過敏性腸症候群の症状にとってもっとも効果的な食事療法であることが証明されています。

オーストラリアのモナシュ大学消化器内科学科は、医学的に過敏性腸症候群と診断された患者が低FODMAP食品の選択肢を確認し、そこから食べ物を選べるようにするために「低FODMAP認定プログラム」を開発したそうです。認定された低FODMAP食品は、モナシュ大学の低FODMAP食品のガイドブックやアプリに掲載されています。キウイフルーツもそのひとつです。

水溶性食物繊維の多いキウイフルーツは、高齢者の便秘のどのタイプにも有効です。とくに、お腹が張ることが気になるような、慢性便秘症の人には有用です。

キウイフルーツは、胃に負担がなく簡単に食べられるので朝食向きですし、二個食べれば十分、満足感を得られます。

ただし逆流性小腸炎によって引き起こされる過敏性腸症候群、特に腹部膨満感を認める人で効果を実感した人の数はそれほど多くなさそうです。というのも低FODMAP食品を摂り続けても症状が改善しない人がけっこういるのです。逆流性小腸炎によるものかどうかを確認したほうがよさそうです。

二つの働きをする「ハイブリッド食物繊維」小麦ブラン

小麦も長寿地域の食材に欠かせないものです。この小麦が現在、健康によい部分があると見直されているのです。

六三ページの長寿食地域の食事内容を見てみますと、小麦を用いた食事もよく摂られていました。

現代の日本では、従来はあまり見向きもされなかった小麦ブラン（小麦ふすま）を用いた食材が近年注目されてもいます。小麦ふすまを用いたパンやシリアルとしての小麦ブランなどです。

では、なぜ小麦ブランが注目されたのでしょうか。

小麦ブランの食物繊維は、穀物の中でもっとも多く含まれるだけではありません。体内の「かさまし」効率も一番高い食材なのです。つまり排便量が増加しやすくなります。さらに小麦ブランに特徴的なのが、不溶性食物繊維が多いにもかかわらず、大腸まで達すると水溶性食物繊維としての機能も発揮するということです。この二面性を活かし、各消化器でさまざまな働きをし、腸内環境の改善に役立っているのです。

小麦ブランの健康作用

①口

不溶性食物繊維を多く含んだ小麦ブランは、歯でしっかりと噛み砕かれ、噛む力を高める。

②胃

水分を吸収した不溶性食物繊維はかさを増し、ゆっくりと小腸へ。胃の滞在時間が長いため、満腹効果に。

③小腸〜大腸

かさを増した不溶性食物繊維は、腸壁を刺激して腸の蠕動運動を促進し、ムチンの分泌を促す。便通改善に。

④大腸下部

溶出された水溶性食物繊維や、ムチンが善玉菌のエサに。腸内環境の改善効果へ。

小麦ブランが腸内の悪玉菌の活性を抑え、善玉菌を増やす

健康的な腸内環境は、細菌の種類のバランスがよいとされています。食生活の乱れやストレスによって悪玉菌が優勢になると、腸内はアルカリ性になり、腸粘膜のバリア機能や免疫力は低下してしまいます。腸内環境にとって悪玉菌の増加を抑えることが重要なのです。

そこで近年注目されているのが、小麦ブランの中の有効成分、「アラビノキシラン」です。アラビノキシランは、小麦ブランの中に二二〜三〇パーセントほど含まれています。このアラビノキシランこそが、腸の中で溶出されて水溶性食物繊維として働く成分です。難消化性なので小腸で分解されることなく大腸まで届くと、一部水溶化して水溶性食物繊維として善玉菌のエサとなると考えられています。つまり小麦ブランが、善玉菌のエサとなる水溶性食物繊維を搭載して大腸まで運ぶ「運び屋」の役割を果たしているといえそうです。

小麦を酵素処理し、アラビノキシランが出やすくなるようにして作ったパンで実施した

ヒト試験では、便中のビフィズス菌、短鎖脂肪酸の増加、便通の改善効果が認められています。小麦ブランに含まれるアラビノキシランは他の天然由来成分と比較して、強い免疫賦活活性があるとされています。さらにコレステロールの代謝改善も作用が認められています。アメリカではアラビノキシランのサプリも発売され、今後ますます腸管免疫への影響が期待される成分なのです。

善玉菌の多い大腸の奥までエサが届けば、善玉菌を増やし、悪玉菌の増加を抑えて腸内細菌のバランスは保たれます。大腸では腸内細菌のバランスが免疫機能を調節するのに重要な役割を果たします。小麦ブランの場合、腸壁から分泌されたムチンや、溶出したアラビノキシランの水溶性食物繊維としての機能が、免疫力を強化する担い手となります。

便秘などによって毒素が溜まると、肥満や肌荒れなど、見た目にも影響が出てきます。さらに先述した「脳腸相関」という考え方も注目されています。ストレスや緊張でお腹の調子が悪くなったり、反対に腸の状態が脳の働きに影響を与えたりすることがあるのです。腸内環境を整えることは、心身とも若々しく健康でいるための秘訣であるといえそうです。

カス扱いだった食物繊維

では、ここで食物繊維のことをもう一度見てみましょう。

食物繊維という言葉は、いつ頃に作られたのでしょうか。それは、一九五三年にE・Hヒスプレー（Hispley EH：Dietary "Fibre" and pregnancy toxaemia. Br. Med J2(4833):420–422,1953）が命名し、その後一九七三年にH・トロウエルが定義づけました。それは、食物繊維とは「ヒトの消化管で消化されず体内吸収されない多糖類」という内容でした（Trowell H: Digestive Disease; the changing scene, Br Med J1（5848）;295,1973）。その後J・H・カミングらの食物繊維の機能性が栄養科学的に認識されるようになったのは一九九二年頃からです。このように見ていくと、食物繊維の研究というのは、比較的新しい分野で、それまで穀物、野菜、果実などのカス扱いだったのです。

そもそも食物繊維とはどんなものでしょうか。「日本食品標準成分表」によると、食物繊維は、「ヒトの消化酵素では消化されない食品中の難消化成分の総体」と定義されています。カニの甲羅やエビの殻の成分（キチン・キトサン）のように動物性食品に含まれる食物繊維も一部ありますが、大部分は植物性食品に含有されています。

食物繊維は人間に消化・吸収されない成分のことで、この意味ではビタミンやタンパク質など、他の栄養成分のように消化・吸収されて力を発揮するものとは性質が根本的に異なります。

食物繊維が注目されたのは、一九七一年のバーキットの研究です。アフリカで穀類を多く摂る人は、大腸がんが少ないという研究でした。食物繊維が本格的に研究されるようになったのは、第二次世界大戦後のことで、現在では、炭水化物、脂肪、タンパク質、ビタミン、ミネラルに次ぐ第六の栄養素として位置づけられています。

食物繊維の主な働き

①咀嚼《そしゃく》回数の増加、満腹感増加

②過食の抑制

水溶性食物繊維が唾液の水分と混ざり、不溶性食物繊維がムチン質と混ざります。この水溶性食物繊維と不溶性食物繊維がミックスされて胃内に移行すると、胃液や胃のムチン質をさらに吸収して膨れあがります。これは、胃内で食べたときのボリュームの約数十倍に膨れあがり、それゆえに、胃は膨満感を認めて過食を抑えることとつながるのです。

③小腸（空腸《くうちょう》）内でのグルコース（ブドウ糖）の体内吸収を抑制。

つまり、血糖値やインスリン分秘の抑制につながり、糖尿病を予防、あるいは軽減することにつながります。

④胆汁酸吸着能

コレステロールは胆汁酸として、十二指腸から分泌。そして、腸内から再吸収され、体内に再吸収されます。食物繊維は胆汁酸の再吸収をブロックして、それを便とともに排泄。つまり食物繊維には、コレステロール代謝をコントロールする作用があります。

⑤吸着作用

例としては、発がん性物質のベンズピレンを吸着して排泄。

⑥便秘の予防

便の元となります。

⑦腸内環境改善作用

善玉菌である乳酸菌やビフィズス菌のエサ（食物繊維の一部）となって消化され、これらの菌を増殖させたあとに、有機酸となります。有機酸の酸性は乳酸菌やヒフィズス菌の生育に適しているのです。

二つの食物繊維の役割の違い

食物繊維には大きく分けて水溶性食物繊維と不溶性食物繊維があります。

水溶性食物繊維は体内に入ると粘り気の強いゲル状になり、残渣《ざんさ》をやわらかくし、コレステロールや食物の中の有毒物質を吸収して、その後便と一緒に体外へ排泄されます。つまり硬便を普通便や軟便にする作用があるとともに、コレステロールの増加を抑える効果もあります。

一方、不溶性食物繊維は便の元になります。水分を吸収する作用が強く、胃や腸の中で数倍から数十倍に大きく膨らむのです。

不溶性食物繊維によって刺激された腸は活発に動き始め、早く、スムーズな排便を促します。便の量を増やして定期的なお通じを助けてくれるのです。

ところで水溶性食物繊維も不溶性食物繊維も主として便として排泄されますが、その一部は大腸内で発酵して善玉菌のエサになり、分解されて短鎖脂肪酸（酢酸、酪酸、プロピオン酸）になります。

なかでも酪酸は、大腸や小腸を動かすエネルギー源としても使われます（酪酸は大腸で一番目、小腸で二番目のエネルギー源です。ちなみに小腸のエネルギー源の一番目は、アミノ酸の一種であるグルタミンです。グルタミン酸ではありません。このグルタミンは、リンパ球のエネルギー源でもあります）。

つまり、食物繊維を摂らないと私たちの小腸や大腸はその力を十分に発揮できないのです。

不溶性食物繊維と水溶性食物繊維をおよそ二対一の割合で摂る

ちなみに手前味噌な話ですが、「水溶性食物繊維が腸に効く」という事実は、二〇〇一年に私がポリデキストロースの効果について『日本食物繊維学会誌』で発表するまで、誰にも知られていませんでした。

ポリデキストロースは水溶性食物繊維の一種です。私は慢性便秘症の患者二三名（男性七例、女性一六例）に、ポリデキストロース七グラムを含有する飲料水一〇〇ミリリットルを三〇日間摂取してもらい、摂取前後の排便状況、便の形状、腹部症状、下剤服用状況などを調べました（なお、本調査は「ヘルシンキ宣言」に則って施行しました）。

その結果、便秘、硬便、排便回数などに関してポリデキストロース摂取後に改善が見られました。また、下剤の一種である酸化マグネシウム製剤の服用量がポリデキストロース摂取前の二・五グラム／日より、摂取後二グラム／日へと有意に減少することがみられました。

このように水溶性食物繊維であるポリデキストロース七グラムを三〇日間摂取してもらった慢性便秘症の患者さんでは、自覚症状や日常生活の質（ＱＯＬ）、下剤服用状況などにおいて改善が認められたのです。

これらの作用は、ポリデキストロースと酸化マグネシウムの相乗作用によって腸内環境が改善した結果によると考えられます。

日本人の一日の食物繊維の平均摂取量は約一四グラムといわれています。

もし一四グラム全体を不溶性食物繊維と仮定し、これに対して水溶性食物繊維（ポリデキストロース七グラム）を追加摂取すると排便状況が改善することから、不溶性食物繊維と水溶性食物繊維をおおよそ二対一の割合で摂取することが最適だと気づいたのです。

（まとめ）
・水溶性食物繊維の多いスーパー大麦、もち麦などを摂ると排便力が増加し、腸内で短鎖脂肪酸も増加して腸内環境が改善する。
・不溶性食物繊維と水溶性食物繊維は二対一で摂るのがよい。
・果物類とキウイフルーツは腸内環境改善に効果的。

第3章

長寿のベストパートナーは甘酒、味噌、鰹節、発酵食品

味噌、甘酒（酒粕）、漬物などの発酵食生活

この章は腸内フローラに直接影響する麴菌や乳酸菌についてお話しします。腸内環境の構成要因である食事と腸内細菌叢に関与する内容です。

前述の長寿地域である上野原市棡原地区の昭和の時代の食事内容（六三ページ）をもう一度見てください。そこに共通して載っているのは、大麦ご飯、味噌汁、漬物、そして小麦や味噌、酒粕などを使った食材です。

当時は、食物繊維（プレバイオティクス）や麴菌、植物性乳酸菌などについての認識はなく、経験的に作物を作り、自給自足で麦ご飯や味噌、酒粕、漬物などを作って毎日のように摂って生活していたのです。この食生活が、腸にとってはとてもよかったなどと当時は考えてもいなかったと思います。

しかし、現実的には、昭和の時代の初めは、大腸がん、炎症性腸疾患（潰瘍性大腸炎、クローン病）などは、ほとんど存在せず昭和の終わり一九八〇年以降から現在に至って、大腸がん、潰瘍性大腸炎、クローン病などが急増していきました。この急増には、毎日の

食生活が大きく関与していると歴史は語っているのです。

すべて昔の食事内容に戻す必要はありませんが、昔のよいところは、取り入れるべきでしょう。シニア世代は、昔の食事の内容も記憶にあるでしょうし、現在のおいしいところも知っていると思います。ですから、過去の食事のよいところを知って現在の食事に上手に取り入れることができるはずです。

現在四〇歳前後の人たちにとっては、ヨーグルトや肉食は当たり前のことになっています。つまり、生まれたときからヨーグルトは食生活の中に存在していたのです。ただシニア世代にとっては、ヨーグルトはある程度大きくなってきたときから摂るようになってきた食品です。

したがって、過去の味噌、酒粕、漬物などの発酵食品は、小さいときから毎日の食卓に存在していたものなので、馴染み深いものでしょう。残念なことに現在は、たくさんの食品に満ち溢れているので、その存在が薄くなってきていることも事実です。

そこで、発酵食の本当のよさを知ってもう一度食卓の中に意識して取り入れてほしいのです。というのも、肉類ばかり食べているとお腹のガスが不快なニオイを伴うようになり、発酵食を多く摂るとお腹がすっきりすることが多く、ある意味で内臓感覚（腸管機能）

をよくすることにもつながるからです。

そして、発酵食とともに食物繊維を多く摂ると発酵食内の微生物が水溶性食物繊維を分解し（資化《しか》し）、短鎖脂肪酸（酪酸、酢酸、プロピオン酸）を産生し、この中で酪酸が後述するアレルギーやがんに関与する制御性T細胞（Tレグ細胞）のエネルギー源になるので、人間の病気予防のコントロールに大きく関与することになるのです。

昭和初期の人たちは、このようなメカニズムを知らずに、水溶性食物繊維の多い麦めしや、味噌、酒粕、漬物などの微生物を含有する食品を摂り、健康を維持していたということです。

腸内環境（腸内細菌叢）を改善する甘酒パワー

江戸時代、甘酒は、夏バテの予防ための飲み物でした。俳句で甘酒は、夏の季語です。では、この甘酒は腸によいのでしょうか。甘酒の大腸への効果を検討しているうちに、麴菌のパワーについて知りました。まだ動物実験ではありますが、甘酒が腸内環境をよくするというデータも認められてきたのです。

そこで、人間でも甘酒が腸内環境をよくしてくれるかどうかを調査しました。私のクリニックに来院し、酸化マグネシウムを服用している通院中の慢性便秘症の患者さん（調査の対象は一九名の女性の慢性便秘症の方）へ、甘酒を毎日摂取していただきました。なお、この調査はヘルシンキ宣言に則っておこないました。

私は腸に対する甘酒の効果を調べるため、市販の缶入りの甘酒を使って検討をおこないました。一九名の患者さんに、一日一本（一九〇ミリリットル）の甘酒を三〇日間飲んでもらい、便通などの変化を調べたのです。

缶入りの甘酒を用いたのは、成分が安定していて検討に適しているからです。その結果、一九名中一八名が、「便通の改善（楽に排便できる）」「排便回数の増加」「下剤（酸化マグネシウム）の錠剤が減らせた（甘酒摂取前の酸化マグネシウム製剤服用量八九八ミリグラムから六九八ミリグラムへと減少）」などの効果がみられました。

また、便の形状について尋ねたところ、実験の開始時には、三一・八パーセントだった「泥・水状」という回答が、甘酒の摂取後には六・五パーセントに減り、「バナナ状」という答えが五九・一パーセントから八三・九パーセントへと大幅に増えました。また、排便臭も「強い」という人が減って、「気にならない」という人が増えたのです。これはまさ

図表14-1　酒粕と米麹を使用した甘酒飲料の飲用前後の腸内細菌叢でのビフィズス菌が占める割合の変化

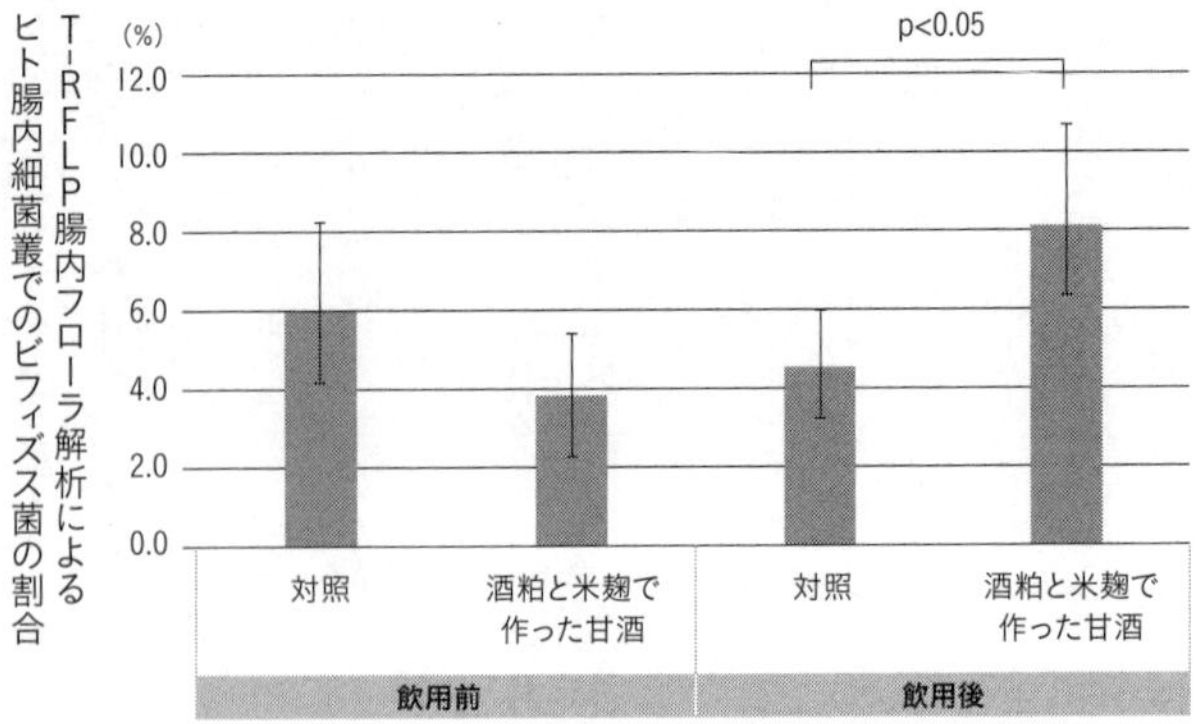

図表14-2　米麹のみ使用した甘酒飲料の飲用前後の腸内細菌叢でのビフィズス菌が占める割合の変化

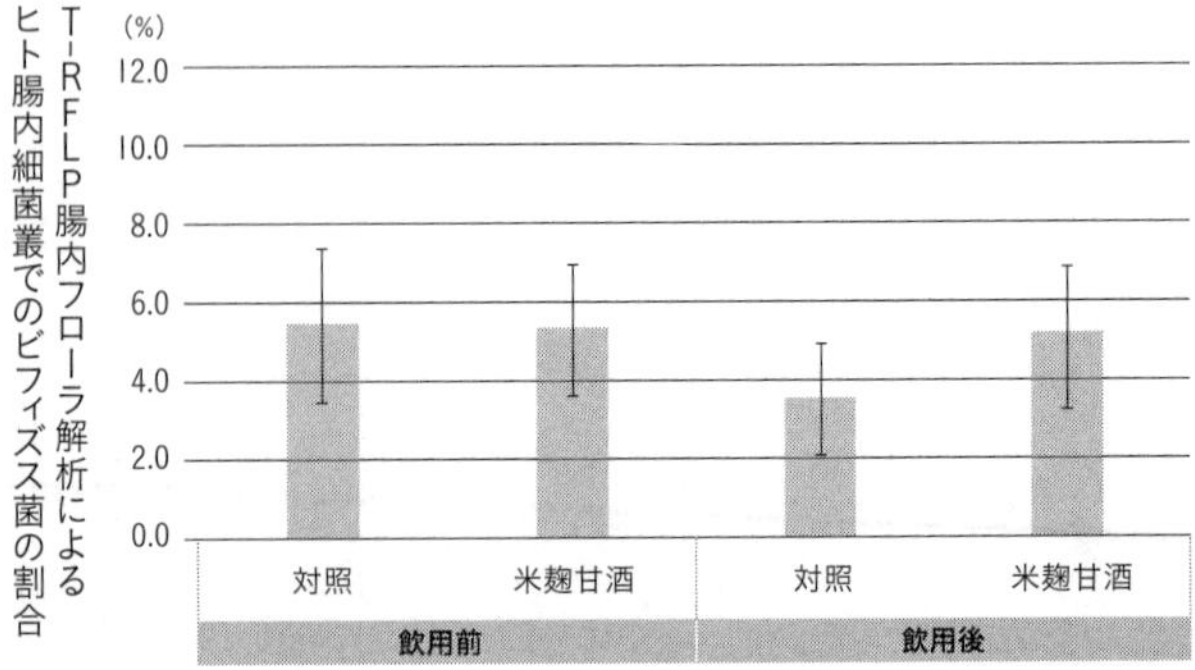

に、内臓感覚改善、腸内環境改善といえます。

これらの結果から、甘酒が確かに、腸の働きを促進することがわかりました。

次に甘酒摂取によって腸内細菌叢のビフィズス菌が占める割合に変化があるかどうかを調査しました。

私のクリニックの「便秘外来」を受診する二〇～六〇歳までの女性で慢性便秘症の患者（酸化マグネシウム製剤服用でコントロール可能な患者）一六名を対象としました。「米麴」の甘酒一二五ミリリットルの飲用者と「酒粕と米麴」の甘酒一九〇ミリリットルの飲用者を比較し、それぞれの甘酒を一日一回三〇日間飲用した場合と対照の飲料を三〇日間飲用し続けた場合を比較しました。なおこの研究ではＴ－ＲＦＬＰ腸内フローラ解析によるヒト腸内細菌叢でのビフィズス菌の割合を調べています。Ｔ－ＲＦＬＰ腸内フローラ解析とは、さまざまな細菌が混在する媒体から細菌の遺伝子断片（ＤＮＡ）だけを回収し、ＰＣＲで増幅後、特定の遺伝子配列を切断する酵素と遺伝子配列を読み取る装置を用いて、約一〇種類に分類された細菌媒体の中でそれぞれが占める割合を求める分析法です。

その結果、図表14に示すように米麴だけの甘酒を飲んだグループよりも酒粕と米麴の甘酒を飲んだグループのほうが腸内フローラにおけるビフィズス菌の占有率を上げることが確認できました（松生クリニックと森永製菓㈱研究所との共同研究）。

このような結果は酒粕と米麹で作った甘酒（麹菌、植物性乳酸菌、酵母菌の関与）のほうが、米麹だけで作った甘酒（麹菌のみ関与）よりビフィズス菌を増加させる作用が強いということを示しています。いずれにせよ麹菌が関与した甘酒はビフィズス菌を増加させることが判明したのです。

過去の研究によると、試験管内での実験ではありますが、甘酒に含有される麹菌から生産される酸性プロテアーゼという酵素がビフィズス菌を増やすということも報告されています。その後、慢性便秘症の患者さんに甘酒を九〇日間摂取していただき、腸内フローラを調べたところ腸内のビフィズス菌が増加することも確認しました。つまり、甘酒によってビフィズス菌が増加し、腸内環境が良好になっていたといえるのです。

昔から日本人が親しんできた甘酒が持つ保温効果

併せて、以下のようにして、甘酒の保温効果も検証しました。

二〇〇ミリリットルのビーカーに、①甘酒、②一五パーセント濃度のデンプン水溶液、

③一五パーセント濃度の砂糖水、④純水（不純物を含まない水）を、それぞれ一九〇ミリリットル入れ、かき混ぜながらヒーターで四五〜四六度になるまで温めました（②③の濃度は①と同等）。

その後、温度低下の様子を観察、記録しました。

すると、温度が一度下がるまでにもっとも長い時間を要したのは、①の甘酒でした。甘酒の温度保持効果はその後も続き、①、②、③の順に温度が高く保たれたのでした。

この結果から、甘酒が腸に対する温め作用を発揮して、症状の改善効果にも影響したと推測できます。

甘酒は、奈良時代の『日本書紀』や平安時代の『延喜式』にも登場する起源の古い飲料で、江戸時代には一般に飲用されたとの記述があります。甘酒は古くから日本に伝わる発酵食品で、善玉の腸内細菌のエサになる食物繊維やオリゴ糖を豊富に含んでいます。

その主原料には酒粕と米麹があり、酒粕あるいは米麹の一方のみを用いて作られる甘酒も多く存在します。

近年、日本の伝統食材である甘酒が、現代人の健康を支える機能性食材として注目され、健康機能に関する研究も進められています。

酒粕や米麹に含まれる成分には、腸内環境の改善、肥満の抑制、脂質代謝の改善、コレステロール上昇の抑制、血圧上昇の抑制、骨粗鬆症・血流の改善、健忘症の予防などの効能があることがわかりました。

また甘酒は、一般食品であることから日常的に飲用される機会が多く、アルコール分が高い製品でなければ、安全性が懸念されることもない飲料です。

そのため、軽度便秘症と診断され、「便秘外来」に来院されるような方にも、糖質の摂取量に注意を要するといったような他の疾患（たとえば、糖尿病など）がなければ、水分摂取の一環としても甘酒の飲用は有用なのです。と同時に、発酵食品であることから腸内細菌叢を改善して腸の働きを高めることが期待できます。

しかも、甘酒を温めて飲めば、内側から腸を温めるのにも役立ち、二重の意味で腸冷え対策になります。

数々の健康機能が認められる甘酒

味噌などの発酵食品の摂取量が減っている日本人にとっては、甘酒は手軽においしく飲めて、腸を元気にする切り札になり得るでしょう。

甘酒には、米麹で作るタイプと酒粕で作るタイプがありますが、腸冷え対策には両者とも役立ちます。

酒粕は少量のアルコールが含まれるので、未成年者はもちろん、お酒に弱い人やお昼などでは、飲用に注意が必要です。米麹タイプなら、そうした心配なしに飲むことができるでしょう。

先にも述べましたが、以前より試験管内での実験で、麹菌から産生される酸性プロテアーゼという酵素が、ビフィズス菌を増加させる作用があることが指摘されていました。

二〇一六年、広島大学大学院生物圏科学研究科の加藤範久教授らによって、動物実験ではありますが、腸内で麹菌の酸性プロテアーゼがビフィズス菌を増加させることが提示されたのです。それは次のとおりでした。

彼らは、天野エンザイム株式会社との共同研究により、ラットを使った動物実験において米麹菌から産生される酸性プロテアーゼ（タンパク質分解酵素）が腸内ビフィズス菌を著しく増加させる因子であることを発見したのです。

これまで、麹菌発酵ゴボウや米麹が腸内のビフィズス菌を増加させる現象は、すでに加藤教授らによって確認されていました。しかし、どのように作用しているかは、明らかではありませんでした。

今回の報告は、酸性プロテアーゼの健康への直接の効能を示すもので、麹菌発酵食品の効能を探るうえで、まったく新たな突破口を開くものです。

ここで、この研究における成果のポイントと今後の展望を次にまとめてみたいと思います。

研究成果のポイント

・米麹菌から産生される酸性プロテアーゼが、腸内の善玉菌であるビフィズス菌を著しく増加させる成分であることを、ラットを使い初めて証明した。

・米麹菌の酸性プロテアーゼは、プレバイオティクス（大腸で善玉菌の栄養源となる）としてよく知られている「オリゴ糖」などとは作用機構がまったく異なると推測され、しかも、はるかに少量でビフィズス菌を増加させることも明らかになった。

・麹菌は、味噌や漬物、清酒など日本古来の発酵食品の製造に広く利用されている。今後、麹菌由来のプロテアーゼを利用した腸内環境を改善する機能性食品や、新たな医薬品などの開発への応用も期待されている。

米麹には麹菌が産生する機能性成分が含まれています。米麹を原料とする甘酒にはこの機能性成分の多くが含まれており、甘酒を飲むことによる効能が期待されます。一般的に甘酒に期待される機能性について説明します。

甘酒の機能性

【アレルギー発症予防】

一部のアレルギー反応はカテプシンBと呼ばれる酵素が関与していることが知られていますが、カテプシンBの活性を阻害する成分を、麹菌が複数産生することが指摘されています。また、これに類する酵素は骨粗鬆症にも関与していることが知られています。

【整腸作用と腸内フローラの改善】

便秘や下痢などのお腹の不調は、腸内細菌叢のバランスが崩れることで生じます（悪玉菌が増えて善玉菌が減ること）。善玉菌の代表格としてビフィズス菌が知られています。米糠で麹を増やした「米糠麹」の成分を調べると、ビフィズス菌を増やす働きをする成分が発見されました。その機能性成分はペプチドと考えられています。◦

【美肌効果】

お酒を造る杜氏《とうじ》さんの手がキレイというのはよく知られています。米麹には麹菌が産生した麹酸が含まれており、麹酸はメラニン合成酵素であるチロシナーゼ活性を抑制し、メラニンの生成を抑える作用を有することが指摘されています。麹酸は一九八八年に美白成分として認可され、最近の研究では、メラニンなどの色素の沈着だけでなく、タンパク質と糖との結合で生じる皮膚の黄くすみの抑制にも効果があることが判明しました。

【抗酸化効果】

美容や健康の大敵は、細胞など体を構成する成分の「酸化」です。食べ物、化学物質、太陽光などの外からの影響のみならず、運動やストレスなどでも酸化物質が体内で産生されます。酸化を打ち消してくれる「抗酸化物質」の探索は、多くの研究機関で進められています。甘酒やその原料でも抗酸化物質が見つかっており、これら抗酸化物質には、アンチエイジング、動脈硬化抑制、抗がん作用、美白などの効果が期待されています。

麹菌や麹を原料とする発酵食品に期待される機能性

乳酸菌や酵母と比べると、麹菌にはまだまだ未解明な部分がたくさん残されています。今後、麹菌や麹を原料とする発酵食品で解明が期待される機能性について説明します。

今後、解明が期待される甘酒の機能性

【目の下のクマの改善】

酒粕と米麹の甘酒を、四〇～六〇代の女性一七名に一か月間飲んでもらい、目の下のクマの明るさを調べたところ、有意に明るくなっていること、また、この効果は、機械での測定だけでなく、本人の自覚でも有意に効果があり、実感を伴った効果であることが報告されています。

【疲労回復】

甘酒には米麹由来のビタミンB群が含まれており、ビタミンB群の補給による疲労回復効果が期待されます。また、甘酒の甘味は、主に米のデンプンが麹菌により分解されたブドウ糖によるものですが、ブドウ糖は点滴にも使われる糖類でもあります。そのため甘酒は「飲む点滴」とも呼ばれています。

【免疫力アップ】

腸内は体外からの病原菌の侵入を防ぐ機能（免疫力）を持つことが知られています。甘酒は腸内環境を整えることから、免疫力アップにも直接的、間接的に影響している可能性が指摘されています。

麹だけじゃない酒粕タイプの甘酒も効果あり

米麹だけでなく、日本酒を造ったあとに出てくる酒粕にも機能性成分があることがわかっています。酒粕や酒粕を原料とした甘酒の機能性について説明します。

酒粕および酒粕タイプ甘酒の機能性成分

【肥満抑制】

マウスを用いた研究で、甘酒をエサに混ぜて摂取させたマウスは体重量の増加が抑えられることが指摘されました。その際に、血中の中性脂肪も有意に抑えられました。また、内臓脂肪の蓄積も抑えられている傾向があることがわかりました。これらのことから、生活習慣病の引き金となる肥満を抑える効果が期待されます。

【血圧抑制】

高血圧マウスを用いた研究で、甘酒をエサに混ぜて摂取させる試験がおこなわれました。甘酒が入ったエサを食べたマウスは、試験期間中、収縮期血圧（いわゆる上の血圧）、拡張期血圧（いわゆる下の血圧）、および平均血圧のいずれも低く抑えられており、試験五〇日後には、拡張期血圧の上昇が抑えられていました。

【健忘症抑制】

薬剤で一時的に健忘症の症状を発症させたマウスに甘酒を摂取させた試験では、薬剤による記憶障害を予防することがわかりました。この薬剤による記憶障害を抑制する物質は、アルツハイマー病や老化による記憶力の低下だけでなく、若年性の健忘症の予防や改善にも効果があるといわれています。

【血中総コレステロール抑制】

酒粕を含んだ高コレステロール飼料で飼育したラットは、酒粕を含んでいない飼料で飼育したラットと比較してコレステロールの上昇が抑制されていました。酒粕のタンパク質成分がコレステロールを排出させた可能性があると示唆されます。

【非アルコール性脂肪肝の予防】

ウイルスや飲酒による脂肪肝ではなく、肥満などが原因で起こる脂肪肝は非アルコール性脂肪肝と呼ばれます。マウスの実験で、酒粕の成分を摂取することで、非アルコール性脂肪肝で特徴的ないくつかの症状（脂肪の蓄積など）に改善効果が確認されています。

【抗酸化効果】

日本酒や酒粕にも抗酸化効果が確認されています。特にフェルラ酸やその誘導体に抗酸化活性があることが指摘されています。

味噌パワーを知る

最近、味噌汁の摂取量が減少しているといわれています。読売新聞二〇二〇年三月十八日朝刊に掲載されていた和食のコーナーの中で、ある調査では、味噌汁を調理するのは、週に二回程度と書いてあるのを見てびっくりしました。味噌汁は、少なくとも夕食には、毎日食べていると思い込んでいたからです。

味噌汁には、麹菌や植物性乳酸菌が多く含有され、さらには、具だくさんにすれば、食物繊維がリッチな食事となり、腸にとっては、非常によいと考えられるからです。

そこで、味噌の腸内環境への研究を調べたところ、私の調査した範囲内では、ひとつも論文は見つけることができませんでした。そもそも味噌汁は何となく腸によいと思い込んでいても誰も調査していなかったのです。味噌の動物実験すらありませんでした。

ところで私のクリニックに通院している一〇〇名の女性の慢性便秘症の患者（二〇～六〇歳まで）に味噌汁を摂っているかどうかを質問してみました。その結果は、味噌汁を摂取している人は四八名、味噌汁を摂取していない人は五二名と味噌汁を摂取している人は少なかったのです。

日本人が今まで親しんできた味噌ですが、ここ二〇～三〇年の間に、味噌の生産量は、消費量とともに減少しています。日本人は高血圧の人が多く、その原因は塩分の摂りすぎで、なかでも味噌汁がよくないという論調なのです。

確かに塩分の摂りすぎはよくないのかもしれませんが、味噌を完全に否定するのは考えものです。というのも味噌ができあがるまでには、いくつかの発酵微生物が関与しているのです。

では、味噌の製造過程に、どのような微生物が関与しているのか調べてみたいと思います。

図表15に示すように味噌が完成するまでには、麹菌、耐塩性酵母、乳酸菌（植物性乳酸菌）が関与しているのです。

図表15　味噌の製造法

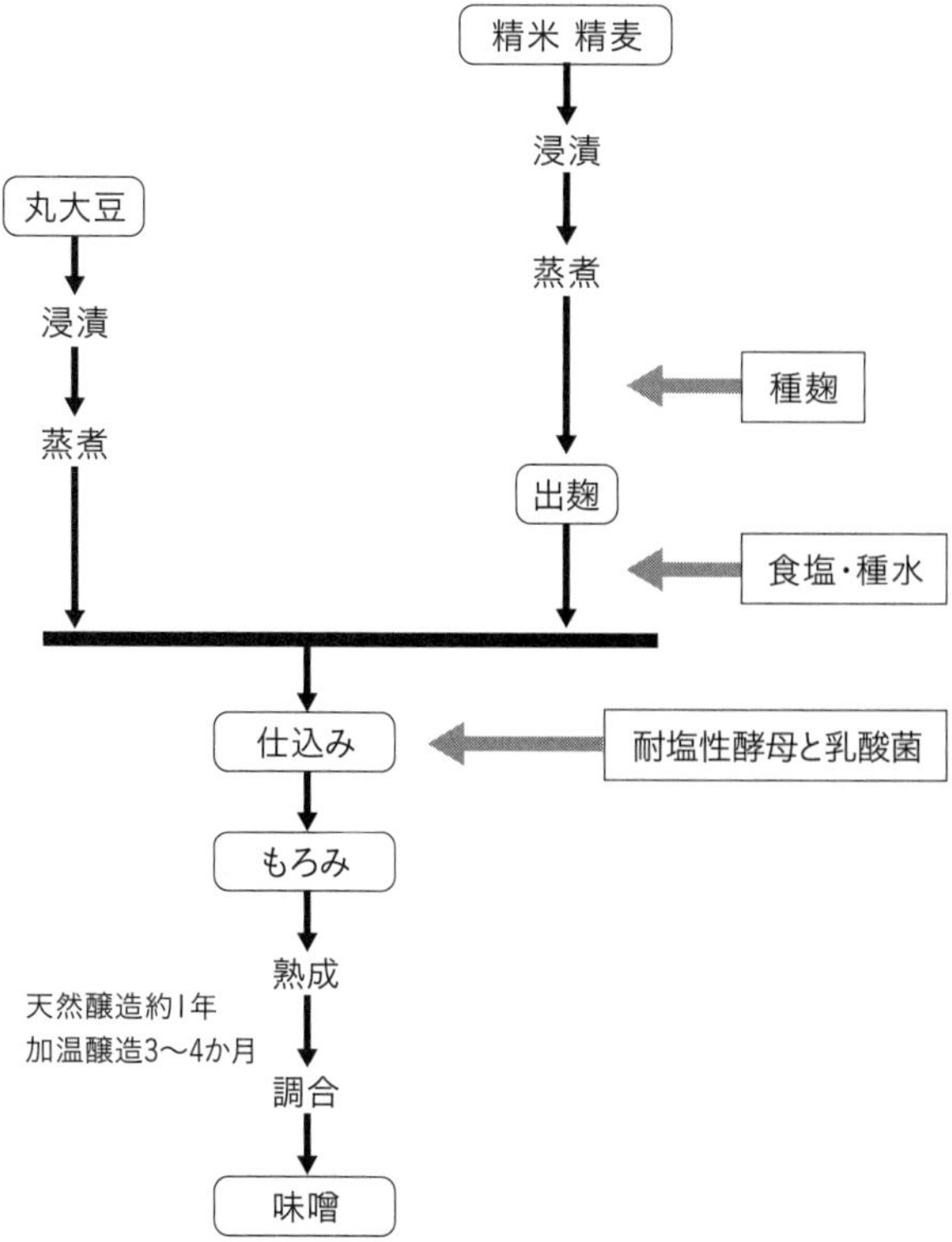

『日本の伝統発酵の科学』（中島春紫著、講談社ブルーバックス）を参考に作成。

味噌の効能には次のようなものがあります。

一日三杯以上、味噌汁を摂ると乳がんの発症を抑制する傾向があると、国立がん研究センターがん予防・検診研究センターでの研究で発表されました。味噌ががんに効くのは大豆に含有されるイソフラボンの働きによるという説です。イソフラボンは、女性ホルモンのエストロゲンと類似した作用があり、この作用が乳がん抑制に効果があると考えられています。味噌は糖尿病を予防し、血圧の上昇やコレステロールの上昇を抑制する効果があります。

味噌の腸に関する研究は、ほとんどおこなわれていません。私が唯一見つけたものは、名古屋の赤味噌を摂っている地域では、大腸がんの発症が少ない可能性があるという内容のみでした。味噌は麴菌、植物性乳酸菌などを含有していますので、腸にはよいと示唆されますが、ほとんど研究されていないので、これからの研究を待ちたいと思います。

グルタミンの重要性の発見

二〇二〇年の春は、新型コロナウイルスが世界中の大問題となりました。この新型コロナウイルスに対する治療薬が存在しないため、多くの人が不安にかられました。こうなると個々の人々が新型コロナウイルスに負けないよう、免疫力をアップしなければなりません。

今もさまざまなメディアで「免疫力をアップするには」ということが論じられています。そして、あるメーカーのヨーグルトを食べるといいなどといわれているのです。

では、免疫の基本となるのは、何なのでしょうか。私自身は、免疫学が専門ではなく、大腸内視鏡検査や胃・十二指腸内視鏡検査を施行することが専門です。そこで私自身が免疫学を理解するうえで調べたことを述べていきたいと思います。

一言で免疫と言っても、どこから述べていけばよいのかわかりませんが、免疫反応の中心のひとつは、リンパ球なのです。このリンパ球が活発に働かなければ、免疫力はアップしません。

では、このリンパ球を活発にするためのエネルギー源（栄養分）は何なのでしょうか。ここから説明していきたいと思います。実は生魚、生卵に多いグルタミンが、リンパ球を活発にするためのエネルギー源なのです。

つまり腸管免疫力を高めるために、一番意識して摂りたい成分は「グルタミン」です。

グルタミンは、タンパク質を構成するアミノ酸の一種で、私たちの身近にある食品では、生魚、生肉、生卵、発芽大麦などに豊富に含まれています。

この成分は、かつては「体内で合成できる非必須アミノ酸」つまり、体内にあるものの合成で必要量をまかなえ、食事からの摂取が必ずしも必要ではないアミノ酸と考えられていました。しかし、最近、「ある種の条件下では必須となるアミノ酸」であることが解明されてきています。

どういうことかと言うと、健康な状態であれば、体の中にある他のアミノ酸や筋肉などのタンパク質を使って、人は必要な量のグルタミンを合成できます。私たちの体の中では、毎日、この合成がおこなわれているのです。

しかし、風邪やインフルエンザなどによる発熱、無理なダイエットなどによる栄養不足、がんなどの重い病気、外傷、手術後など、体がストレスを受けた状態、さらには過度の運動後（マラソンランナーなど）では、体内で必要な量を合成できなくなります。

さらに、このような状態では、体が筋肉を崩壊させてグルタミンを作ろうとするので、健康維持のために大切な筋肉までもが崩壊するリスクが生じます。そのため、「ある種の条件下では必須となるアミノ酸」とされるのです。

グルタミンの重要性が発見され、その働きが解明されるまでには、学者によるさまざまな調査研究がありました。現在までに明らかになっているグルタミンの働きをまとめると、次の五つが挙げられます。

グルタミンの働き

①小腸粘膜細胞の最大のエネルギー源になる。
②大腸粘膜上皮細胞で二番目に重要なエネルギー源になる（一番目は酪酸＝食物繊維が分解されてできる成分）。
③リンパ球などの免疫細胞の発育と増殖を促して、免疫力を高める。
④抗うつ作用がある。
⑤傷口が治るのを促進する作用がある。

なかでも注目すべきは、①、②、③の作用です。

これまでにも繰り返し述べたように、小腸には免疫を担う全身のリンパ球の六〇パーセント以上が集中しています。その人体最大の免疫器官である腸を動かす栄養分となり、さらにリンパ球そのものの栄養分にもなるのが、グルタミンです。

そのため、体内のグルタミンが不足すると、免疫力も低下してしまいます。逆に、グルタミンを意識して摂っていると、病原菌の侵入などの異常事態が起こったときにも免疫機能が活発に働き、病気になりにくいのです。

免疫力のアップに欠かせないグルタミン

グルタミンの働きを詳しく説明しましょう。

まず、①の「小腸粘膜細胞の最大のエネルギー源になる」についてです。

「エネルギー源」と聞くと、ブドウ糖を連想する人も多いでしょう。確かに、糖質（炭水化物）が分解された最小単位であるブドウ糖は、人の体の主なエネルギー源です。

しかし、ブドウ糖は、腸管のエネルギー源としてはあまり利用されない、と考えられています。小腸のエネルギー源の割合でいうとブドウ糖は約五～七パーセントにすぎません。

ブドウ糖に代わり、腸管、特に小腸の最大のエネルギー源になるのが、グルタミンです。その割合は全エネルギー源の約五〇～六〇パーセントを占めています。

食事から摂取したグルタミンは、小腸で吸収され、免疫機能が集中する小腸粘膜細胞でエネルギー源として使われます。グルタミンが全身の血液循環に入ることはほとんどなく、腸以外の組織では利用されないのです。

たとえば、私たちが食事を摂らずに長期間絶食すると、小腸の粘膜上皮が萎縮し、絨《じゅう》毛《もう》の高さが短くなります。それにつれて腸関連リンパ組織（GALT）のバリア機能が衰え、全身の免疫力も低下してきます。

これは、絶食によって、小腸粘膜細胞のエネルギー源となるグルタミンの供給が断たれた結果なのです。この状態が続くと、腸管にある病原菌や毒素が血液中に移行しやすくなり（バクテリア・トランスロケーション）、全身の血液循環に病原菌などが入って、病気につながります。

また、このメカニズムでグルタミンとともに働くのが、名前がよく似ている「グルタミン酸」です。グルタミン酸は、小腸の酵素などによってグルタミンからも分解されますが、食品としては、昆布、鰹節、干ししいたけなどに含まれ、和食の「旨味」を作る成分です。グルタミンと一緒にグルタミン酸も意識して摂ると、腸管の働きがますます高まります。

グルタミンの特徴として挙げた、②の「大腸粘膜上皮細胞で二番目に重要なエネルギー源になる」というのも、重要な働きです。

大腸の最大のエネルギー源は、食物繊維が分解されてできる酪酸ですが、その次がグルタミンです。酪酸やグルタミンは、小腸粘膜細胞と同じように、大腸の粘膜上皮が円滑に働くエネルギー源となり、そのバリア機能を増強します。

つまり、グルタミンは小腸で一番目、大腸で二番目のエネルギー源となり、腸全体で見ると、「腸管最大級のエネルギー源」といえるのです。

さらに、③の「リンパ球などの免疫細胞の発育と増殖を促して、免疫力を高める」という働きも、大きなポイントです。グルタミンは小腸粘膜細胞だけでなく、小腸に集中する免疫細胞の栄養分にもなります。つまり、体外から侵入した病原菌など病気の元凶を攻撃して無害化するリンパ球やマクロファージなどが発育・増殖するための栄養になるのです。また、病原菌（抗原）を攻撃するＩｇＡ抗体の量を保つ効果があることもわかっています。

マラソンのランナーが、競技終了後に風邪を引きやすいという報告がありますが、これは過度の運動によって、体内で必要な量のグルタミンを合成できなくなったことによる免疫力の低下が関わっていると考えられます。これを防ぐために、競技後にグルタミンのサプリメントを摂る場合もあるようです。

毎日の食事から意識的に摂りたいグルタミン

グルタミンのこのような働きを最初に発見したのは、オックスフォード大学のエリック・ニュースホルム博士です。博士は、リンパ球とマクロファージの働きがグルタミン濃度の異なる環境でどう違うかを研究し、グルタミン濃度が低い環境では、リンパ球が正常に分裂しないことと、マクロファージの働きが低下することをつきとめました。逆に、グルタミン濃度を高めると、リンパ球が活発に細胞分裂を始めて増殖し始め、マクロファージの働きも活発化しました。

グルタミンは、免疫細胞そのものの数と働きにも関わっているのです。

少し、話が専門的になりますが、グルタミンに関する近年の研究成果として、「GFO療法」を紹介しておきましょう。

ＧＦＯ療法とは、「グルタミン（Glutamine）・食物繊維（Fiber）・オリゴ糖（Oligo-saccharide）療法」の略で、藤田保健衛生大学医学部の東口髙志教授らが開発した方法です。

この療法の注目すべき効果は次の三点です。

①腸管繊毛上皮の萎縮抑制、増殖促進作用、およびそれに伴う免疫機能の促進を認める。

②消化機能を正常化することで便秘に有効。

③腸内細菌を正常化してＭＲＳＡ腸炎（メチシリン耐性ブドウ球菌腸炎は外科手術後や免疫状態の低下に伴い発症する重篤な腸炎）や偽膜性大腸炎（クロストリジウム・ディフィシル菌と呼ばれる細菌が引き起こす腸炎、抗生物質が原因となって起こる）などにも有効である。

東口教授らはグルタミン九グラム、食物繊維（ポリデキストロース）一五グラム、オリゴ糖七・五グラムを三分割して、一回に三〇～四五ミリリットルの水に溶解して、一週間以上の絶食を要した患者に投与して検討しています。その結果、ＭＲＳＡ腸炎の発症率は、ＧＦＯを投与した群で約三分の一以下となっていたのです。

また、腸管粘膜の萎縮を見る目的で、代謝酵素のひとつであるＤＡＯ（ジアミンオキシダーゼ）活性を測定すると、ＧＦＯを投与した群では、ほとんど正常で変化しませんでしたが、投与しないと小腸粘膜が萎縮している可能性が指摘されました。

また、一週間以上の絶食が予測される症例を二群に分けてＧＦＯ投与群、ＧＦＯ非投与群に分類して末梢血中リンパ球数を計測しています。

その結果、ＧＦＯ投与群三一例ではＧＦＯ非投与群三八例に対して有意にリンパ球数が増加していることを証明しています。つまり、ＧＦＯを摂取した方の免疫能が増加しているのです。腸によいとされる三つの成分を含んだＧＦＯ療法の今後に注目です。

これまで、グルタミンの重要性を述べてきました。

では、通常の毎日の食事で摂取できるグルタミン量はどれくらいなのでしょう。それは、一日にたった五グラムほどにすぎないと考えられています。

体に感染症や手術などの負担がかかり、食事を摂れないときなどは、一日に二〇～三〇グラムほどの補充が必要だとされます。しかし、体が健康なときは、体内のアミノ酸からグルタミンが合成されるため、このように差が出るのでしょう。

しかし、五グラムと二〇～三〇グラムの数値の差は、絶食後にすぐにグルタミンが足りなくなることを示しています。

よって、毎日の食事で意識的にグルタミンを摂り、体内にあるグルタミンの量（血液中のグルタミン濃度）を維持することが、腸管の免疫機能を高め、それをキープするために大切なのです。

グルタミンを多く含む食品

グルタミンを多く含む食品は、生魚、生肉、生卵、発芽大麦などの、タンパク質を多く含む食品群です。

一日に何グラム摂ったらよいかは、まだ明らかになっていませんが、毎日の食事で、以下のような良質のタンパク質を含む食品（タンパク質リッチな食品）を意識して摂ると、グルタミンも自然に補給できます。

ただし、グルタミンは四〇度以上の熱を加えると、成分が変性するため、生または生に近い状態で摂りましょう。

図表16　グルタミンの作用

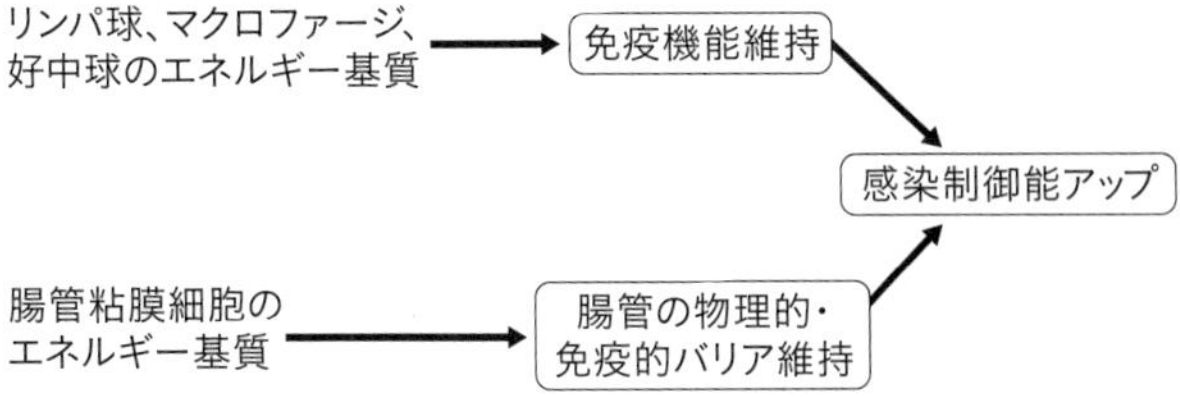

【鰹節】

鰹節は七五パーセント以上がタンパク質で、グルタミン酸およびイノシン酸などの旨味成分を大量に含むとともに、ビタミンB群に富んでいます。食用として利用する際には、鰹節削り器（鉋《かんな》）で削って削り節とするのが伝統的です。現在では荒節《あらぶし》から削り出し、密封パックとして販売されています。削り節は豆腐や青菜の煮物などの和食全般に使われますが、削り節をたっぷり振りかけたお好み焼きや焼きそばの愛好者も多くいます。

【生魚】

牛や豚などの動物の脂は低温で固まってしまいますが、魚は冷たい水の中でも泳ぐため脂肪が固まらない性質があります。しかもＥＰＡ（エイコサペンタエン酸）やＤＨＡ（ドコサヘキサエン酸）という血液をサラサラにする成分も多く含まれているのです。魚やアザラシを食べるイヌイットは、肉食のデンマーク人と比較して心疾患の死亡者が極めて少なかったという研究結果もあります。脂肪たっぷりの魚には、特にＥＰＡやＤＨＡは豊富です。

ほかにも、魚の身には良質のタンパク質やカルシウム、ビタミンが多く含まれ、腸の働きをよくしたり、リンパ球の栄養分となるグルタミンも多く含まれたりと、健康長寿に欠かせません。魚の油もグルタミンも、熱に弱いので生で食べるのがおすすめです。

良質のタンパク質だけじゃない、魚の油はいいことだらけ

・体にいい油脂である。オメガ3脂肪酸が豊富に含まれる。
・生で食べると、腸のエネルギー源・グルタミンが摂れる。
・良質のタンパク質やカルシウムやビタミンもしっかり摂れる。

ＤＨＡ（脳や神経に）…学習や記憶力を高める効果

ドコサヘキサエン酸。DHAは脳神経細胞に有効に作用する。

EPA（血液サラサラ）…コレステロールや中性脂肪を低下させるエイコサペンタエン酸。体内の悪玉コレステロールや中性脂肪を低下させ、血流をよくする効果がある。冷え性の改善にもよい。

【生卵】

タンパク質の構成成分であるアミノ酸にはいくつもの種類がありますが、腸にとって大事な成分が「グルタミン」です。だしなどに含まれるグルタミン酸とは別で（これも腸によいのですが）、生卵や生魚に多く含まれています。グルタミンは腸を動かすエネルギーになるだけでなく、白血球の中にあるリンパ球の栄養分なので、免疫力の増進にも大きな役割を果たしています。

卵そのものも「完全食品」といわれるほど栄養豊富なのですが、腸の健康を意識するのであれば、ぜひ生で食べましょう。

・アミノ酸スコアが満点。

・腸のエネルギーやリンパ球の栄養源となるグルタミンが摂れる。
・食物繊維とビタミンC以外のすべての栄養が摂れる。

小腸で…免疫機能の主役である、小腸の最大のエネルギー源。粘膜を修復し、細胞の働きを高めて栄養の吸収を促進する。リンパ球の栄養分にもなる。
大腸で…大腸にとっても、グルタミンは重要なエネルギー源（一番は酪酸）。腸の動きを回復させ、便通や蠕動運動を助ける。

漬物や発酵食品の乳酸菌は生命力が強い

乳酸菌とは、発酵食品から生まれる菌のひとつです。「乳」酸菌という言葉から「牛乳が原料」と思われがちですが「乳酸」を生み出す菌という意味で、数多くの種類があります。

有名なのはヨーグルトやチーズに含まれるものですが、味噌や醬油、漬物やキムチなどにも含まれています。前者は動物由来、後者は植物由来で、体内での働きはほぼ同じです。でも実は腸内環境を整える効果が高いのは、植物性乳酸菌です。

植物性乳酸菌は生命力が強く、温度変化や酸にも負けずに生きたまま腸に届くという特性を持っています。腸に達した乳酸菌は腸を酸性にし、悪玉菌がすみにくい環境を作るのです。

とはいえ、「動物性乳酸菌は摂らなくていい」ということではありません。乳酸菌の死骸も、腸で善玉菌のエサとして働くので必要です。要は、二つの乳酸菌をバランスよく摂ることが大切なのです。

死滅せずに大腸まで届く植物性乳酸菌

近年の研究で、動物性乳酸菌と植物性乳酸菌には、腸への届きやすさという点で差異があることが判明してきました。つまり、動物性乳酸菌の多くは、胃液、腸液の中で死滅してしまい、大腸まで届きにくいのです。

一方、植物性乳酸菌は生命力が強く、胃液やアルカリ、温度変化に強いため、胃や腸で死滅することなく、生きたまま届きやすいのです。生きたまま大腸に届いた植物性乳酸菌は、乳酸を放出して、腸内環境を弱酸性にします。腸内が弱酸性になると、善玉菌が増加するのです。

日本の伝統食には、しば漬け、野沢菜、すぐき、味噌、醬油、日本酒などがあります。以前の日本では、植物性の食べ物が非常に多く、それらを保存するために、干したり、塩蔵したりしてきました。貯蔵のために発酵や醸造という方法が発達して、これが漬物などになっていったのです。つまり一九六〇年代前後までは、自然と植物性乳酸菌を食べる機会が多く、腸内環境はよかったのです。

植物性乳酸菌は、腸に優しくて腸の機能低下を防ぐ日本の食文化に則った食物です。では実際に、植物性乳酸菌の効果（エビデンス）を紹介します。

私のクリニックの「便秘外来」に通院し、問診時に「下剤の常用に不安を感じている」と回答した慢性便秘症の患者さん四四名を対象に、試験食品として生きた植物性乳酸菌（ラブレ菌）を含有するカプセルを一日に一個摂取してもらいました（この試験は、ヘルシンキ宣言に則っておこないました）。試験は、一週間の摂取前期間ののち、試験食品を四週間連日摂取していただきました（カプセル摂取期間）。

その結果、摂取前期間と比較して植物性乳酸菌を摂取した期間の下剤使用量が明らかに

図表17

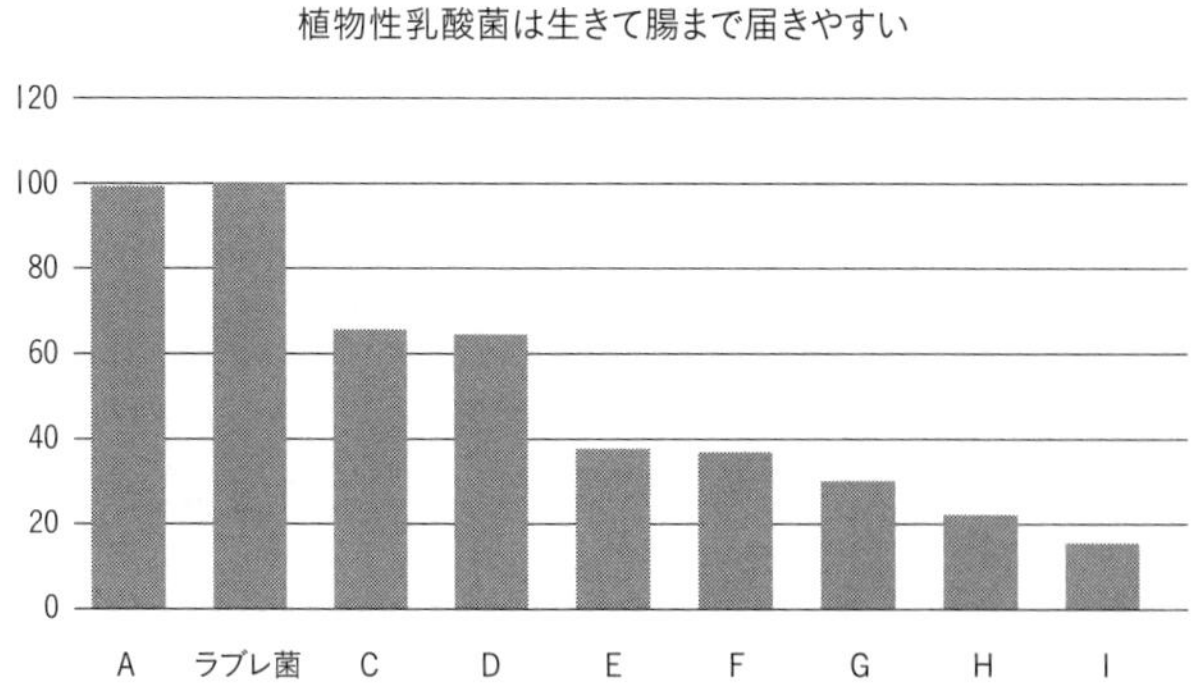

10種類の乳酸菌を人工胃液に3時間、人工腸液に7時間つけた場合の生存率。
A～Iはカゴメ（株）保有菌株。植物性乳酸菌の中でもラブレ菌の生存率が高い。

減少しました。また、腹部膨満感（内臓感覚）などの症状も軽減していたのです。さらに、摂取前期間と比較して、植物性乳酸菌摂取期間最終日の「緊張・不安」および「抗うつ・落ち込み」の標準化得点は、明らかに低い値を示しました。

図表18の結果から、植物性乳酸菌の摂取で慢性便秘症の患者さんは下剤使用量が減ること、腸内で乳酸菌数が増加し、腸内菌叢が改善する可能性があることがわかったのです。

つまり、このことは、腸の機能低下の防止にもつながると示唆されます。さらに、脳と腸の関連は深く（脳腸相関）、腸内菌叢は重要な役割を担っていると考えられます。今回提示した試験結果で、気分の状態といった脳

図表18　気分状態（「緊張・不安」および「抑うつ・落ち込み」）の標準化得点の変化

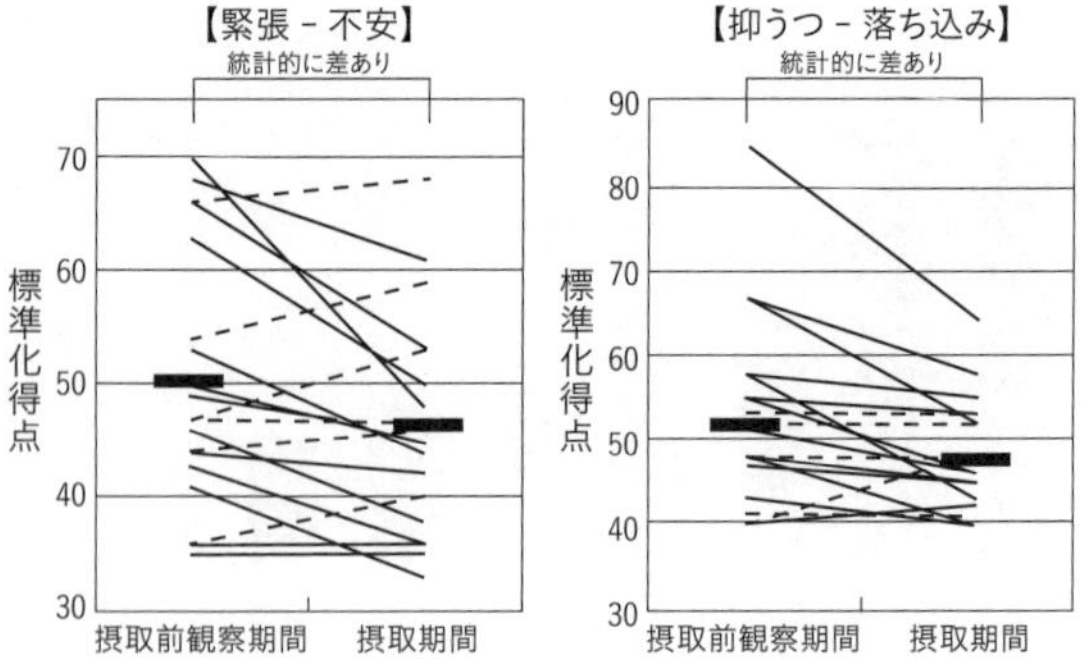

いずれのグラフも、アンケート結果で「緊張や不安」「抑うつや落ち込み」といった気分が強いほど、点数が高くなる。細い線が各被験者のデータを、太い短い線がそれぞれの期間の平均値を示している。植物性乳酸菌の採取期間のほうが、「緊張や不安」「抑うつや落ち込み」といった気分状態が改善された（点数が低くなった）人が多いことがわかる。

に関する項目の変化、下剤摂取量などの腸の動きに関連する項目の変化、さらに腸内菌叢の変動が同時に起こっていることは、まさに「脳腸相関」といっても過言ではないのです。植物性乳酸菌は、腸を介して脳へも働きかけているといえます。

腸内環境の改善は、本当に皮膚の調子をよくするのか

では、植物性乳酸菌の皮膚への影響はどうでしょうか。特に女性は、便通が悪化すると皮膚の調子も悪化することを実感されている方が多いようです。ニキビについても同様で、皮膚科の医師の中に、便通を改善するとニキビの治りが早くなる、という意見を持っ

ている人もいるのですが、このことを科学的に検証した例はありません。

そこで、便通改善効果が確認されている植物性乳酸菌を摂取することが、ニキビにどのような影響を与えるのかを調査しました（小沢皮膚科クリニックで施行）。試験は、便秘を自覚するニキビの患者（二〇例）を対象とし、この人たちを無作為に、植物性乳酸菌を摂取する群（摂取群）と摂取しない群（不摂取群）に分類しました。

どちらの群の患者さんに対しても抗菌性の外用薬を処方し、通常の生活を一週間続けたあと、摂取群には生きた植物性乳酸菌（ラブレ菌）を含有するカプセルを一日一個、四週間にわたって連日摂取していただき、非摂取群には通常の生活をそのまま継続してもらいました。

試験をすべて完了したあと（四名は解析不可であるため判定から除外。また二名の途中脱落者がいた）、摂取群七名と非摂取群七名について結果を解析したところ、非摂取群では排便回数に変化がなかったのに対し、植物性乳酸菌摂取群では摂取期間中の排便回数が増加し便秘の改善を認めました。

一方、ニキビについては、抗菌性の外用薬を全員が使用していましたので、非摂取群でも、ニキビの減少が認められましたが、摂取群では明らかにそれ以上にニキビが減少していました。

今まで、腸内環境が悪化（便秘が悪化）するとニキビが増加するということは体感として経験的にわかっていましたが、実際、植物性乳酸菌を摂取して腸内環境を良好にするとニキビが改善するということが実証されたのです。

つまり、腸内環境をよくして腸の機能低下を防げば、皮膚の状況（ある意味で皮膚感覚）も改善するということが判明しました。このように、植物性乳酸菌は腸や皮膚などに有用に作用するので、積極的に摂るべきなのです。その意味でも、食事を見直して、味噌、漬物などを摂るようにすべきと示唆されます。

日本人とビフィズス菌

日本人にとって、ビフィズス菌という言葉は、比較的聞きなれた言葉かもしれません。このビフィズス菌ですが、いったい日本人にはどの程度存在するのでしょうか。

早稲田大学理工学術院先進理工学研究科の服部正平教授と東京大学大学院新領域創成科学研究科（当時）の西嶋傑《すぐる》博士課程学生らを中心とする共同研究グループは、日本を含めた一二か国のヒト腸内細菌叢データの比較解析をおこない、腸内細菌叢の菌種組成が国ごとで大きく異なることを報告しています。

この研究内容では、日本人腸内細菌叢（一〇六名の日本人）は、①ビフィズス菌やブラウティアコッコイデスなどが優勢で、古細菌が少ない、②炭水化物やアミノ酸代謝の機能が豊富であるが、鞭毛などの「細胞運動性」やDNA損傷に関わる「複製・修復機能」が他国よりも少ない、③他の一一か国では、主にメタン生成に消費される水素が、日本人では、主に酢酸生成に消費される、④海苔やワカメ（の多糖類）を分解する酵素遺伝子が、約九〇パーセントの日本人が保有しているのに対して、他の一一か国で一一〜一五パーセントに位値《いち》して、この酵素が日本人に多く認められることなどが判明したそうです。

（まとめ）

- **甘酒を摂取すると排便状況が改善し、腸内でビフィズス菌が増加することが確認されているので、麹菌を積極的に摂るとよい。**
- **植物性乳酸菌（ラブレ菌）を積極的に摂ることで、排便状況が改善する。慢性便秘症の人の場合、酸化マグネシウム製剤の服用量が減少したので植物性乳酸菌を含む飲料水、**

漬物などを積極的に摂るとよい。
・日本人の風邪をひいたときに卵酒を飲む習慣（卵に含有されるグルタミンを積極的に摂る）からもうかがえるように、免疫力をアップさせるひとつの手段としてグルタミン摂取が効果的。

第4章

酪酸（短鎖脂肪酸）と酸性プロテアーゼ（麹菌）の驚異の健康効果

発酵性食物繊維の種類

最近、「発酵性食物繊維」という言葉を時々見かけるようになってきました。先ほど述べたとおり、食物繊維は、善玉菌（ビフィズス菌や乳酸菌など）のエサとなり、資化（発酵）して最終的に有機酸などを産生し、腸内を酸性にして、善玉菌がすみやすい環境を整えます。そして、八二ページの図表12のように水溶性食物繊維のほうが、不溶性食物繊維よりも資化（発酵）しやすく、短鎖脂肪酸（酪酸、酢酸、プロピオン酸）を産生します。その短鎖脂肪酸、なかでも、特に酪酸が注目されています。

では、発酵性食物繊維には、どんな物があるのでしょうか。

図表12で示したように、水溶性食物繊維は発酵性が高く、不溶性食物繊維は発酵性が低いということになります。ですから発酵性食物繊維は概ね水溶性食物繊維と同義語と考えてよいかもしれません。では、この発酵性食物繊維の種類について述べていきたいと思います。

まず、その種類ですが、素材としてポリデキストロース、β-グルカン、グアーガム、アラビノキシラン（米糠）、低分子化アルギン酸ナトリウム、難消化性デキストリン、フルクタン、チコリの葉やキクイモ塊茎、タマネギやゴボウ、小麦などに含有されるイヌリン、キウイフルーツなどの果物に含有されるペクチン、小麦ふすまなどに含有されるアラビノースなどが代表的であり、身近に存在し、日常的にも摂取しているものです。

小麦ふすまで見てみますと、食品として入っているのは、小麦ふすまパンや朝食シリアルとして知られるオールブランです。

β-グルカンは大麦に多く含有されています。特にスーパー大麦（バーリーマックス®）には、多く含有されており、図表19に示すように米や大麦と比較して、食物繊維含有量、特に水溶性食物繊維含有量が多いのが特徴です。私のクリニックの「便秘外来」に通院中の慢性便秘症患者さん三三名にこのスーパー大麦一二グラムを毎日三〇日間摂取していただいたところ、排便状況が改善し、特に服用していた酸化マグネシウム製剤の一日服用量が、前〇・八六五グラム／日より、三〇日後〇・六八八グラム／日へと有意に減少しました。（図表13、八五ページ）

また、西村文氏らの研究（西村文ほか：機能性BARLEY max〈Tantangara〉による整腸効果について―ランダム化二重盲検並行群間比較試験―『薬理と治療』Vol 45.No.6. 1047～1055

図表19　水溶性食物繊維と難消化性デンプンの量の比較

	各成分量 g/100g	スーパー大麦	もち麦	押し麦	玄米	白米
難消化性デンプン	レジスタントスターチ	5	1.6	0.2	0.2	-
水溶性食物繊維	β-グルカン	6.6	8.7	4.4	0.2	0.2
	フルクタン	11.2	2.5	1.5	0.5	-

2017）によれば、スーパー大麦を摂取することで、糞便中の短鎖脂肪酸の増加、さらには酪酸の増加を指摘しています。ということは、スーパー大麦にはβ-グルカンやフルクタンなどが含有されており、これらが発酵して短鎖脂肪酸、酪酸の産生につながることが証明されているのです。

では、イヌリンはというと、フジ日本精糖株式会社研究開発室長の和田正氏によれば、イヌリンはヒトにおける上部消化管の加水分解に抵抗性があるため、大腸に到達した際に初めて腸内細菌のエサとなり発酵分解を受けるとしています。

この発酵によって約半分が微生物のエネルギー源として利用され、余った分のほとんどは短鎖脂肪酸となり、その結果として、排便重量や水分含量の増加、排便頻度の向上につながっていくとしています。

注目される酪酸の健康作用

短鎖脂肪酸のひとつで、水溶性食物繊維と深く関係するのが、酪酸です。そしてこの酪酸が、近年さまざまなところで話題になっています。

酪酸の説明をしていく前に、酪酸の効果を最初に紹介しましょう。

①腸内フローラをよくして、整腸する効果。
②潰瘍性大腸炎などの腸の病気の改善効果。
③制御性T細胞（Tレグ）の増殖を促すことで、アレルギー性疾患や自己免疫疾患を抑制する作用。
④肥満細胞の増加を抑制し、肥満を防ぐ効果。
⑤インクレチンに作用して、血糖値をコントロールする作用（短鎖脂肪酸）。

脂肪酸は炭素と水素と酸素からなる物質で、植物油や動物脂肪の主な構成成分です。炭素の結合数によって、短鎖脂肪酸、中鎖脂肪酸、長鎖脂肪酸の三つに分類されます。

たとえばリノール酸、DHA、EPAなどは長鎖脂肪酸で、ココナッツオイルに含まれるラウリン酸は中鎖脂肪酸です。短鎖脂肪酸には、酪酸、酢酸、プロピオン酸があります。

脂肪酸の中に酢酸（酢の主成分）が入っているのを、不思議に思われる方がいるかもしれません。しかし酢酸はれっきとした脂肪酸の一種です。

酪酸や酢酸はリノール酸などに比べて炭素の結合数が少ないため、結果として脂肪の性質よりも酸の性質が強く出ているのです。

酪酸は、腸が元気でいるために必要な物質

酪酸は前述したように大腸においては第一のエネルギー源であり、小腸においてもアミノ酸の一種であるグルタミンに次ぐエネルギー源になります。

腸が元気に活動するには欠かせない物質といえますが、実は口から摂取しても腸内に到達させることができません。

酪酸を腸内に届けるには体内で作る必要があるのです。

では短鎖脂肪酸というのは、どのようにして体内で作られるのでしょうか。

人間の腸内にはさまざまな細菌が常在しています。なかでも、嫌気性菌（酸素を嫌う菌）と呼ばれる菌は、食物繊維を発酵させ、単糖類と短鎖脂肪酸に分解する性質を持っています。この働きによって短鎖脂肪酸は体内に生成されるのです。

短鎖脂肪酸は、腸内の酸性度を高めるので悪玉菌がすみにくくなり、乳酸菌やビフィズス菌といった善玉菌を増加させます。その結果、腸内フローラ（腸内細菌叢）のバランスがよくなって、腸は健康になるというわけです。

ちなみに腸から吸収された短鎖脂肪酸の一部は、大腸上皮細胞によって消費され、残りの大部分が肝臓で代謝されます。とりわけ酪酸は、大部分が大腸上皮細胞のエネルギー源として、残りは肝臓で脂肪合成の基質として利用されるのです。

プロピオン酸も、大腸上皮細胞のエネルギー源として使用されますが、使われるのは五〇パーセントほど。残りは肝臓で脂肪合成の基質となります。

短鎖脂肪酸の中では酪酸がもっとも多く大腸上皮細胞のエネルギー源となるのです。

酪酸をはじめとした短鎖脂肪酸は、食物繊維、なかでも水溶性食物繊維をエサにする腸内細菌の働きによって産生されます。つまり、酪酸は水溶性食物繊維を摂ることで、より多く産生されるということです。大麦は、水溶性食物繊維含有量が多いので、意識的に摂ることで、腸は健康になっていくのです。

潰瘍性大腸炎の人の腸には、酪酸が足りていない

私が最初に酪酸に注目したのは、現在日本で二二万四〇〇〇人以上も罹患しているとされる潰瘍性大腸炎に対する効果についてでした。それは一九八二年、横浜市立大学第二外科、川本勝氏らの論文「潰瘍性大腸炎症例の便中細菌と短鎖脂肪酸」(『日本消化器病学会誌』第79巻第2号、一九三～一九七頁)を読んだときのことです。

私が大学を卒業した二年後の論文ですが、この時点では潰瘍性大腸炎の患者は数千人程度で、比較的稀な疾患でした。難治性炎症性疾患のひとつである潰瘍性大腸炎は、下痢、粘血便を主な症状として、よくなったり悪くなったりを繰り返します。

川本氏らは、潰瘍性大腸炎にかかった人の便が、健常者の便に比べて短鎖脂肪酸濃度が低いことを、この論文で指摘していました。

つまり、潰瘍性大腸炎の人の腸には酪酸が足りていないということを川本氏らはつきと

めたのです。

私の専門は、上部消化管（胃・十二指腸）内視鏡検査や大腸内視鏡検査を主体とする消化器内科ですが、この論文には驚かされました。

現在では潰瘍性大腸炎の治療時には、腸内の酪酸を増加させることを目的として、ミヤBM®（酪酸菌製剤）が処方されます。

酪酸を作り出す酪酸菌を投与することで、炎症を起こして傷ついている大腸粘膜の修復をはかるというわけです。

腸に対する酪酸の有用性がそこまで判明しています。

酪酸のアレルギー性疾患や自己免疫疾患を抑制する効果

最近、酪酸に大きな注目が集まったことがありました。

それは二〇一八年一月十四日放送のＮＨＫスペシャル「『人体』神秘の巨大ネットワーク第四集 万病撃退！〝腸〟が免疫の鍵だった」が放送されたときのことです。

この番組では、人間の免疫に関与する制御性Ｔ細胞（Ｔレグ）がトピックスとなっていました。

制御性T細胞とは、大阪大学免疫学フロンティア研究センター特任教授である坂口志文《しもん》氏が発見した特別な免疫細胞です。その役割は過剰な免疫反応に対してブレーキのような働きをすることにあります。

対して「もっといけ！」とばかりに免疫細胞を活性化させるのがヘルパーT細胞。免疫細胞はこれらの細胞によってその活性をコントロールされているのです。

近年、アレルギー性疾患や自己免疫疾患にかかる人が増えてきましたが、こうした疾患は免疫細胞のコントロール不全が原因で起こると考えられています。

ちなみに、私の専門である大腸疾患のひとつであり、難治性の疾患である潰瘍性大腸炎も、過剰な免疫反応によって、腸が攻撃されることから引き起こされる自己免疫疾患です。

もし人為的に制御性T細胞を増やすことができれば、アレルギー性疾患や自己免疫疾患に対しての有効な手段となり得ます。

最近の研究によると、腸内細菌の一種であるクロストリジウム菌の仲間の働きによって、制御性T細胞が腸内で作られるというのがわかってきました。

では、どのようにして制御性T細胞は増えていくのでしょう。実は、クロストリジウム菌は、食物繊維をエネルギー源として増殖します。そのとき、酪酸を大量に放出します。腸内に放出された酪酸は、免疫細胞に対して活動の抑制を促すシグナルを送ります。

そのシグナルを受け取った免疫細胞が制御性T細胞に変身し、過剰に活性化した免疫細胞の働きが抑制されるそうなのです。

酪酸はアレルギー性疾患や自己免疫疾患を抑制し、コントロールするキーポイントになり得ることが判明してきました。

酪酸というのは、こうした働きをしている、重要な物質なのです。

炎症を抑制し、がんを予防する、酪酸の働き

最近の医学では、生活習慣病や老化をもたらす原因として、次のようなことがいわれています。

①「糖化ストレス」は、消費されなかった糖がタンパク質と結びついて引き起こされます。②「酸化ストレス」は、使われなかった酸素がタンパク質と結びついて引き起こされ、俗にいう体が「錆付く」という現象です。これら二つの原因とともに、大きく関与し

ているのではないかと今、注目されているのが、③「慢性炎症」です。

実際、がんができやすい場所には慢性炎症が認められることが明らかになっています。アメリカの調査報告ですが、消炎剤であるアスピリンを服用している方は大腸がんになりにくいそうです。またヘリコバクター・ピロリ菌（胃潰瘍の原因となる）に感染して、患部が炎症を起こしている方は、胃がんになるリスクが高いともいわれています。

では、慢性炎症を起きにくくするためにはどうしたらいいのでしょう。それは、食物繊維、なかでも水溶性食物繊維の多い食事を摂ることです。

酪酸は腸内細菌が食物繊維をエネルギーとして代謝することで生まれてきます。そして腸において制御性T細胞を増やします。制御性T細胞が増えれば、過剰に活性化した免疫細胞にブレーキがかけられます。

つまり、食物繊維を多く摂ることで結果的に制御性T細胞が増え、炎症を抑制してくれると考えられます。

実際、大腸炎を起こさせたマウスに酪酸を与えるとどうなるか実験したところ、制御性T細胞が増えて大腸炎が抑えられたという報告があります。

また、炎症性腸疾患にかかった患者さんの腸内を調べると、酪酸産生細菌が如実に減少していることが指摘されています。

腸管免疫の維持、ひいては腸の健康の維持において、酪酸は大きく寄与しているといえるでしょう。

体内の酪酸を増やし、腸から健康になろう

ヒトの結腸、特に横行結腸《おうこうけっちょう》よりS状結腸までの結腸粘膜は、エネルギー源として、酪酸に依存しているといわれています。

W・E・W・ローディガーは、医学誌『ランセット』(Lancet2：712～715.1980）で潰瘍性大腸炎症例の結腸粘膜細胞において、酪酸の吸収能力を測定したところ、正常な人の結腸粘膜細胞に比較して減少していると報告しました。

その後、福島恒男氏らは、結腸における酪酸生成の低下もその吸収能力の低下とともに粘膜を傷害し、潰瘍性大腸炎の発生要因のひとつになるであろうとしています（福島恒男ほか：大腸疾患と腸内細菌代謝物『日消外会誌』16（3）：552～556.1983）。

その後、酪酸は、結腸粘膜の粘膜防御機能が潰瘍性大腸炎の発症や治療に大きな影響を

与えることが指摘されるようになりました（M.Schiz et all：AM.J.hastroeter1.85.19~21.2002）。

また、酪酸は、腸内発酵により生成される短鎖脂肪酸のひとつとして、腸管運動を活発にし、便秘などを改善する作用を有することも指摘されています（藤川茂昭ほか『栄養誌』44：37~40 1991）。

先にもお話ししたように、私も水溶性食物繊維の一種であるポリデキストロースを慢性便秘症の患者さんに摂取してもらい、内服している酸化マグネシウム製剤服用量の減量が可能であることを報告しました（松生ほか『日本食物繊維学会誌』2001）。

さらには、難消化性糖質であるオリゴ糖を慢性便秘症の患者さんに摂取してもらい、酸化マグネシウム製剤の減量が可能であることも確認しています。

ポリデキストロース、オリゴ糖を摂取することで、便中に排泄される短鎖脂肪酸や酪酸が増加することがここでは指摘されています。

このとき慢性便秘症の患者さんが、内服中の酸化マグネシウム製剤の服用量の減量が可能であったのは、ポリデキストロースやオリゴ糖摂取によって、腸内で短鎖脂肪酸や酪酸などが増加し、腸内フローラが酸化することで改善したという結果もひとつの要因と示唆されるのです。

さらにその後、慢性便秘症の患者三三名に大麦（スーパー大麦）を毎日一二グラム摂取してもらい、一か月間持続していただいたところ、酸化マグネシウム製剤の服用量が〇・八六五グラム／日より一か月後〇・六八八グラム／日と有意に減少しました。

専門的な話が続き、ちょっと難しかったとは思いますが、このように酪酸の研究は進んでおり、ヒトの生命活動に酪酸が大きく影響していることが次第に明らかになってきています。そして酪酸を生み出す物質として、食物繊維、特に水溶性食物繊維が脚光を浴びています。

自然界の食材には水溶性食物繊維を多く含有しているものはそれほど多くありません。しかし、その中でも大麦やキウイフルーツは、水溶性食物繊維を比較的多く含有しているので、体内の酪酸を増加させるために、注目すべき食材だといえるのです。

肥満細胞の増加を抑制する短鎖脂肪酸

酪酸は、腸の健康に効果があるだけではありません。最近のトピックスとして、肥満が、腸内細菌の異常と関係している可能性が指摘されるようになりました。

ルイジアナ州立大のフランク・グリーンウェイ教授の研究では、〝天然のやせ薬〟として短鎖脂肪酸を挙げています。

肥満は、脂肪細胞と呼ばれる細胞が内部に脂肪の粒を蓄え、肥大化することで起きます。エネルギー源を蓄えておくのが役目の脂肪細胞は、放っておくと血液中の栄養分を取り込み続け、肥大化していきます。この脂肪細胞の肥大化を抑制するのが、短鎖脂肪酸といわれています。

野菜や果物などを通して口から摂取された食物繊維は、腸へ入ると腸内細菌が分解して短鎖脂肪酸を作ります。そして短鎖脂肪酸は、他の栄養分とともに腸から吸収され、血液中に入って全身に運ばれていき、やがて脂肪細胞にたどり着きます。

実は脂肪細胞には、短鎖脂肪酸を感知するセンサー（受容体）が存在していて、短鎖脂肪酸を感知すると、脂肪細胞は栄養分の取り込みをやめるようになっています。

つまり短鎖脂肪酸は、私たちの体に脂肪が過剰に溜まるのを防いでいるようなのです。

肥満の人の腸内では、腸内フローラ（腸内細菌叢）が変化し、短鎖脂肪酸を作る能力が低下しているそうです。そのため食事をしても、肥満を抑制する十分な量の短鎖脂肪酸が作られず、栄養分だけが血液中を回ることになります。そして脂肪細胞がどんどん肥大化し、結果として肥満になってしまうのです。

バクテロイデスなどの短鎖脂肪酸を作る細菌たちは「食物繊維」を栄養分として生きています。食物繊維のほとんどをヒトは消化できませんが、短鎖脂肪酸を作る細菌たちはこれを栄養分とし、さらに分解して短鎖脂肪酸にしています。

偏った食生活が続いて食物繊維が不足すると、それを栄養分にしている細菌たちは減ってしまいます。これが腸内フローラを変化させ、ひいては肥満につながってしまう原因になると考えられています。

食物繊維といえば、便通をよくする効果があることは知られていますが、実は腸内フローラにも大きな影響を与えているのです。特に食物繊維の中でも水溶性食物繊維が効果的です。

まとめると重要なのは次の二点です。

・肥満を防いでいるのは、腸内細菌が作る「短鎖脂肪酸」。
・「短鎖脂肪酸」を作る細菌が、野菜・果物などの食物繊維、特に水溶性食物繊維を分解して酪酸などを産生すること。

ですから、水溶性食物繊維が比較的多く含まれている大麦やキウイフルーツがよいのです。

酪酸の糖尿病への健康効果

酪酸には、糖尿病を直接的に改善する効果も指摘されています。

引き続き、ルイジアナ州立大学のフランク・グリーンウェイ教授らによる研究を紹介しましょう。

グリーンウェイ教授らは、ゴボウやタマネギなどに含まれる水溶性食物繊維であるイヌリンと、大麦などに含まれる水溶性食物繊維であるβ-グルカン、そしてアントシアニン（抗酸化成分でブルーベリーなどに含まれる）などを配合して、糖尿病の新薬（ＧＩＭＭ）を作り出しました。

この新薬が効くかどうかを調べる臨床試験では、糖尿病予備軍、または初期の糖尿病患者を対象として、朝晩二回、ＧＩＭＭを飲んでもらいました。

図表20　GIMMを飲んだあとのインスリンと血糖値の変化

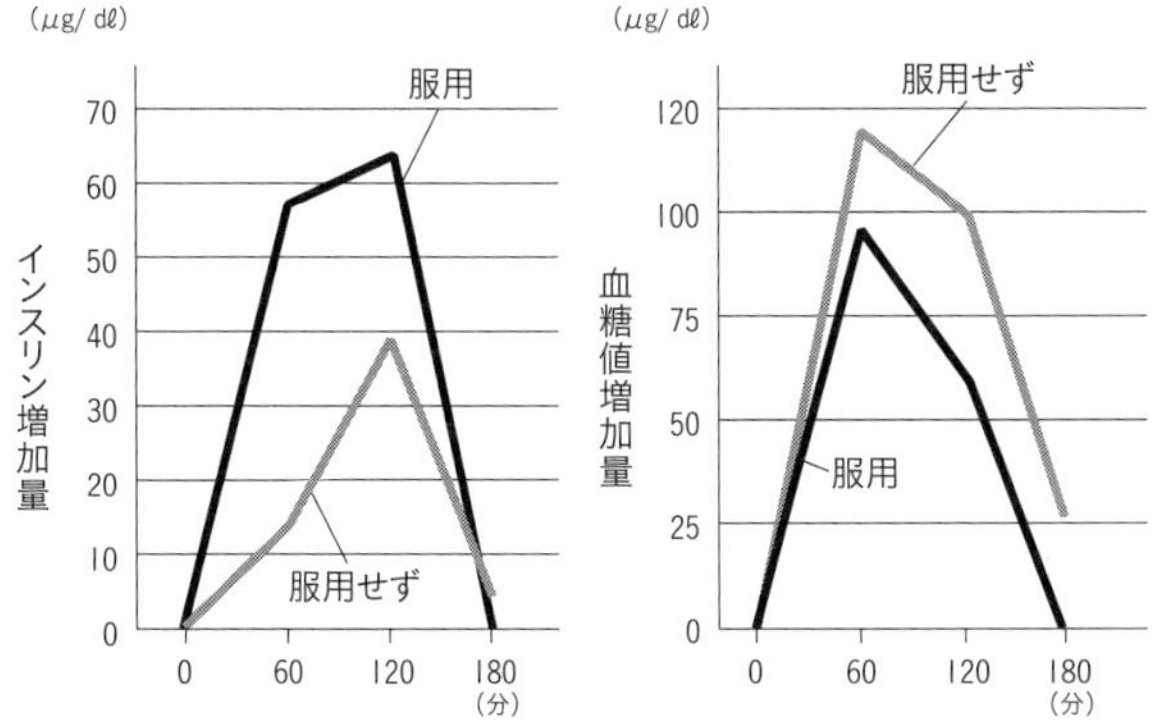

データ提供：ルイジアナ州立大学フランク・グリーンウェイ教授

対象者には薬を飲む以外、それまでとまったく同じ生活を続けてもらいます。そして四週間後、調べてみると、糖尿病が改善していることが明らかになったそうです。

どうやって改善を確かめたのか、少しだけ説明します。初期の糖尿病は普通の血液検査だけでは病状の判定が難しいため、「糖負荷試験」と呼ばれる方法が用いられます。試験では、まず糖分を大量に含んだ液体を飲み、その後時間を置いて何度か採血して、血糖値の変化を計っていきます。

一般に、糖分を摂取すると、一時的に血糖値が上がります。このとき、健康な人であれば、すぐに膵臓からインスリンが分泌され、血糖値が下がります。ところが、糖尿病やその予備軍の人は、インスリンが出にくくなっているため、血糖値が大きく上昇してしまいます。

そこでこの傾向が改善するかどうかを見るのです。臨床試験の結果、薬を飲んだ人は食後のインスリンが出やすくなり、血糖値の上昇が抑えられることが確かめられました。

食物繊維は腸内に入ると分解されて短鎖脂肪酸を放出します。そして、短鎖脂肪酸には、腸の細胞を刺激して「インクレチン」と呼ばれるホルモンを分泌させる力があります。インスリンは必要に応じて膵臓のβ細胞というところから分泌されるのですが、その分泌を指示する、インスリンの司令塔の役目を担うホルモンがインクレチンなのです。

インクレチンは、糖尿病の治療としても使われている物質で、膵臓に働きかけインスリンの分泌を促す効果があります。

その仕組みを、図で表したのが次ページのものです。

糖尿病の研究が専門で、今回の臨床試験の指揮をとったフランク・グリーンウェイ教授は、腸内フローラの研究が糖尿病の治療に革命をもたらすと考えているそうです。腸内細菌の力を活かした新薬ＧＩＭＭは、食品成分を原料としていることから副作用の心配が少

図表21　短鎖脂肪酸が糖尿病を改善する仕組み

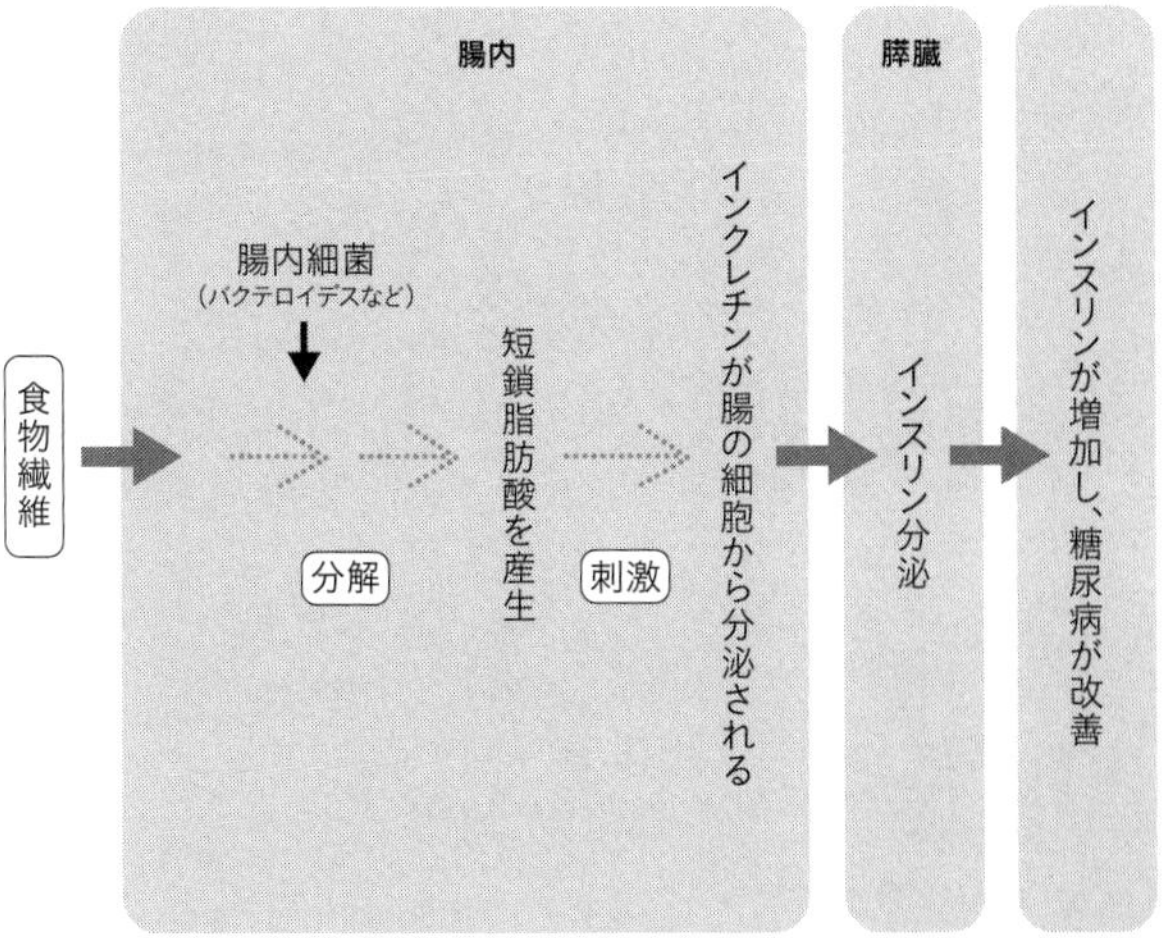

なく、また体にも優しく、安心して処方できる薬だとグリーンウェイ教授は述べています。

この薬ならば、本格的な糖尿病になる前の予備軍の人にも気軽に飲んでもらうことができ、予防にも大きな役割を果たすとしています。

近い将来、腸内細菌の力を活かした治療は、現在の糖尿病治療法に並ぶ大きな効果をもたらすことになるかもしれません。

ここでも重要な役割を担っているのが水溶性食物繊維なのです。

血糖値コントロールのカギは腸内環境にある

インクレチンは、食事をすると腸壁から分泌され、膵臓のβ細胞に、「インスリンを出せ」という信号を送ります。その指令を受けてインスリンが分泌され、血糖値が下がるのです。インクレチンは腸壁から分泌されるホルモンなので、当然、スムーズに分泌されるかどうかは、腸内環境に大きく影響されます。

つまり、腸内環境の状態が、血糖値のコントロールや糖尿病の改善に密接につながっているのです。

このことは、最近の消化器医学会で大きな話題になっていて、インクレチンや腸内フローラに関連する糖尿病の新薬が続々と作られています。腸に注目した薬が次々とできているほどですから、腸内環境を良好に保つことが、糖尿病に効果的なことは間違いありません。

ところが、実際には多くの人が、食生活の乱れや冷房による腸の冷え、運動不足、睡眠不足などによって腸に負担をかける生活を送っています。これらによる腸の負担を、「腸ストレス」と呼びます。その中でも、腸ストレスを増やす最大の要因が、食物繊維の不足です。

食物繊維というと、「便通をよくする」という印象を持つ人が多いと思います。もちろんそれも大事な働きなのですが、ほかにも食物繊維は、糖の吸収を抑えたり、肥満を防いだりする、「腸内細菌のエサ」という重要な働きを持っています。

特に、乳酸菌やビフィズス菌といった善玉菌のエサになり、その増殖を促します。さらに、食物繊維を食べた善玉菌は、「短鎖脂肪酸」を作り出します。短鎖脂肪酸は、「腸の血流量を増やす」「腸壁の細胞を増やす」「腸のエネルギーになってその働きを活発にする」など、腸にとってよい働きをします。

前述したように食物繊維には、水に溶けやすい水溶性食物繊維と、溶けにくい不溶性食物繊維があり、腸に対しては、前者の方がより高い効果を発揮します。しかし、腸内環境をよくするという点ではどちらも有効なので、食物繊維の総量を多く摂るように心がけるとよいでしょう。

海藻、キノコ、野菜、果物、米などの穀類に豊富な食物繊維は、腸ストレスを避けて腸内環境を改善させるのに大変重要です。ひいては、糖尿病の予防・改善のためにも大切なのです。

腸によく、血糖値を上げにくい食品の見分け方

血糖値コントロールを心がけている人の中には、「糖質制限をしているから大丈夫」と思っている人がよくいます。しかし、極端な糖質制限は、腸内環境の悪化を招きかねないので注意が必要です。

糖質は炭水化物の一種です。しかし、糖尿病対策として重要な食物繊維もまた、炭水化物の一部です。そのため、極端に糖質を制限すると、食物繊維の総摂取量まで減らしてしまう場合があるのです。私のクリニックの「便秘外来」では糖質制限をおこなったことがきっかけで慢性便秘症に陥ってしまった人が多数、来院しています。

もちろん、糖質の摂りすぎはよくありませんが、糖質を適度に抑えつつ、食物繊維をたっぷり摂るのが、上手な血糖値コントロール法です。そのために役立つのが、私の考案した「ファイバー・G・インデックス（FGI）」という指標です。

これは、利用可能炭水化物（単糖当量）を、食物繊維の総量で割った値です。利用可能炭水化物（単糖当量）とは、エネルギーとしての利用性の高いデンプン、単糖・二糖類を

図表22　FGI値の計算例

①スーパー大麦　梅ゆかり

・熱量	173キロカロリー
・タンパク質	3.5グラム
・脂質	1.38グラム
・炭水化物	37.6グラム
・糖質	35.6グラム
・食物繊維	2.0グラム
・食塩相当量	1.8グラム

→FGI＝35.6÷2.0＝17.8

②スーパー大麦　紅鮭わかめ

・熱量	190キロカロリー
・タンパク質	4.4グラム
・脂質	1.5グラム
・炭水化物	4.5グラム
・糖質	39.1グラム
・食物繊維	1.4グラム
・食塩相当量	1.28グラム

→FGI＝39.1÷1.4＝27.9

ＦＧＩ値＝糖質（グラム）÷食物繊維（グラム）

単糖に換算したもののことですが、基本的には一般的に言う「糖質」と考えて構いません。

この数値が大きいほど、糖質が多くて食物繊維が少ない、すなわち腸ストレスを引き起こして便秘になりやすく、血糖値が上昇しやすい食品です。逆に、この数値が小さいほど、腸ストレスを招きにくく、つまり便秘になりにくく、血糖値が上昇しにくい食品といえます。

現在、コンビニやスーパーなどで販売されている食品には、糖質と食物繊維量が表示されているので、上の式に当てはめれば、簡単にＦＧＩ値が割り出せます。

その判定の目安は、次の値を参考にされる

とよいでしょう。

・一九以下……青信号（安心して食べられる）
・二〇〜五〇……黄色信号（食べすぎに注意）
・五〇以上……赤信号（できるだけ避けるか少量に）

血糖値コントロールで活用したい食品

FGI値の小さい食品のほか、以下の食品も、腸ストレスの軽減と血糖値コントロールに役立つので、積極的に取り入れるとよいでしょう。

スーパー大麦

水溶性食物繊維の一種であるβ-グルカンを豊富に含んでおり、ご飯に三分の一ほど混ぜるだけで、食物繊維の摂取量を大幅に増やせます。

図表23　FGI値の一覧表（100gあたり）

	食品名	エネルギー (kcal)	糖質(g)	食物繊維総量(g)	FGI値
穀類	スーパー大麦（バーリーマックス®）	342	42.7	23.3	1.83
	大麦（押麦）	340	68.2	9.6	7.10
	玄米	353	71.3	3.0	23.80
	米（精白米）	358	77.1	0.5	154.20
	もち	223	50.0	0.5	100.00
	食パン	248	48.2	4.2	11.50
	うどん（ゆで）	95	21.4	1.3	16.50
	そば（ゆで）	130	27.0	2.9	9.30
	スパゲッティ（ゆで）	150	31.3	3.0	10.40
豆類	充てん豆腐	56	0.8	0.3	2.70
	油揚げ（生）	377	0.5	1.3	0.40
	納豆	190	0.3	6.7	0.00
野菜類	かぶ（皮付き・生）	18	3.0	1.5	2.00
	キャベツ	21	3.5	1.8	1.90
	きゅうり	13	2.0	1.1	1.80
	しょうが	28	4.2	2.1	2.00
	セロリ	12	1.4	1.5	0.90
	玉ねぎ	33	7.0	1.5	4.70
	トマト	20	3.1	1.0	3.10
	ねぎ	35	3.6	2.5	1.40
	白菜	13	2.0	1.3	1.50
果物	イチゴ	31	6.1	1.4	4.40
	かき	63	13.3	1.6	8.30
	グレープフルーツ	40	7.5	0.6	12.50
	キウイフルーツ（緑）	51	9.6	2.6	3.70
	パイナップル	54	12.6	1.2	10.50
	バナナ	93	19.4	1.1	17.60
	リンゴ（皮なし・生）	53	12.4	1.4	8.90
	温州みかん	49	9.2	1.0	9.20

『食品成分表2021』（八訂）より作成。注）スーパー大麦のみ帝人株式会社で測定。

難消化性オリゴ糖

オリゴ糖は糖類の一種ですが、そのうち、小腸で吸収されずに大腸に到達するものを難消化性オリゴ糖といいます。これを原料にした甘味料は、甘味はあるものの、ほとんど血糖値を上げないのでおすすめです。

オリーブオイル

最近の研究で、オリーブオイルには、インスリンの効き目をよくする作用があることがわかっています。一日に三〇グラム（大さじ二杯弱）摂るのが目安です。

植物性乳酸菌

乳酸菌が腸によいことはよく知られていますが、ヨーグルトやチーズに含まれる動物性乳酸菌は、ほとんどが消化液で死滅します。漬物や味噌、醤油などに含まれる植物性乳酸菌は、生きたまま大腸に達して、善玉菌を増やします。

最後に、ＦＧＩを活用して血糖値を改善できた六〇歳の男性の例をご紹介しましょう。

図表24　酪酸パワー

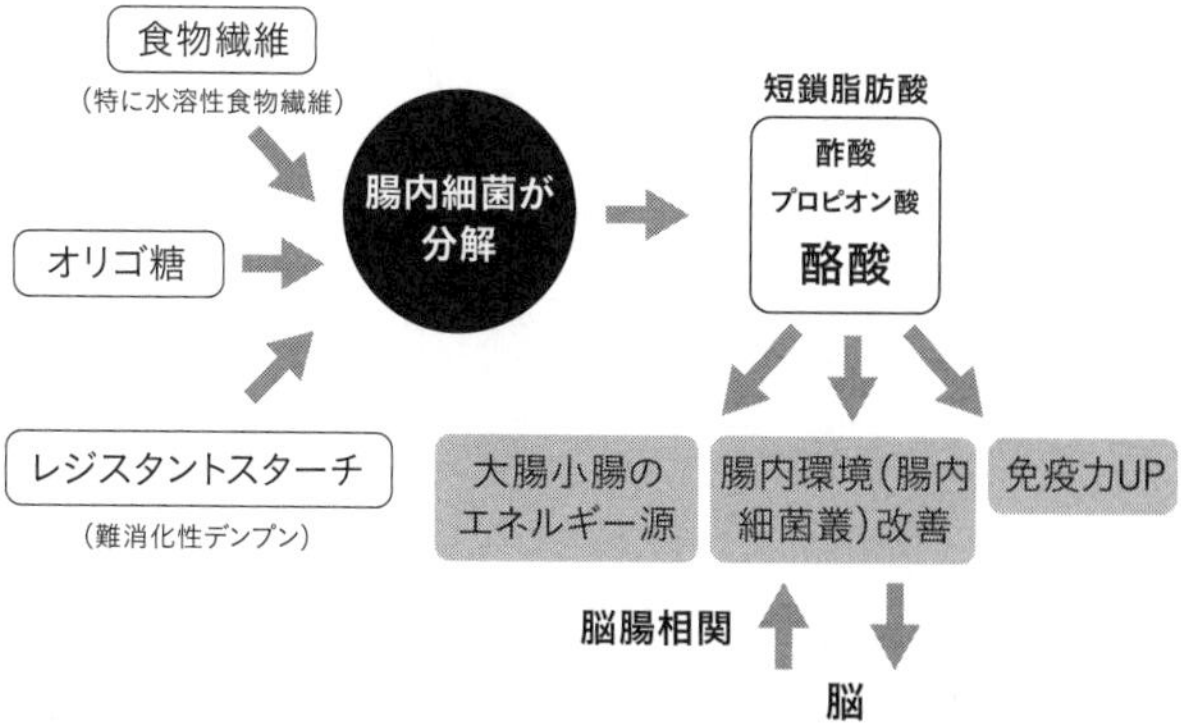

この男性は、健康診断で空腹時血糖値が一三七ミリグラム／デシリットル、ヘモグロビンＡ１ｃが六・四パーセントと、どちらも高いことがわかりました。そのため、ＦＧＩ値をチェックしながら、食物繊維が豊富でバランスのとれた腸に優しい食事を心がけてもらいました。

すると、二回目の受診時は、それぞれの数値が一一二ミリグラム／デシリットルと六・四パーセント、三回目は一一〇ミリグラム／デシリットルと六・一パーセント、四回目は一一八／デシリットルと六・〇パーセントと、順調に下がってきました。

空腹を我慢したりせず、十分な食事を楽しんでいますが、ＦＧＩに着目することで、良好な結果が得られています。

血糖値コントロールをされている方は、ぜひＦＧＩを活用して、腸に優しく、便秘になりにくく、血糖値の上がりにくい食事を心がけてください。

期待される酪酸の抗うつ作用

短鎖脂肪酸は、脳にも影響しているのでしょうか。特に、酪酸が中枢神経に影響しているかどうかは、興味深いところです。

二〇〇七年、Ｆ・Ａ・シュレーダーらは、動物実験によって酪酸には抗うつ作用があることを指摘しました。その作用機序としては、酪酸のヒストン脱アセチル化酵素の阻害作用によるＢＤＮＦ（脳由来神経栄養因子）の発現増強が想定されています。酪酸を投与されたマウスでは脳の海馬、前頭葉のＢＤＮＦ濃度が増加していたそうです。

つまり酪酸投与によって海馬・前頭葉の神経細胞が活性化されて抗うつ作用につながるのではないかと示唆されます。

これは動物実験なので、人間に当てはめるまでには、まだまだ時間がかかりそうですが酪酸は脳への影響も示唆されるのです。

（まとめ）

・酪酸の持つさまざまな健康作用を上手に活用する。

・酪酸は、体外から摂ることは難しいので、水溶性食物繊維を多く摂り、麹菌や植物性乳酸菌を多く摂ることで、腸内で酪酸を増加させたほうがよい。

・ＦＧＩ（ファイバー・Ｇ・インデックス）を活用して上手に糖質を制限し、食物繊維摂取量を増加させ、便秘にならないように血糖値をコントロールすることが大切。

第5章

腸内環境を整える食生活のすすめ

科学の研究成果から考えるよい食材

シニア世代にとって、朝起きてすぐにお腹がすく人は、あまりいないと思います。むしろ、朝は食欲がないという人のほうが多いのではないのでしょうか。それなのに、健康のために食事をしろというのは、なかなか難しい問題です。

では、無理なく健康作用が期待できる食事とはどういうものなのでしょうか。

健康のためにどんな食事をしていくのか。その実践にあたって参考にしたい研究があります。

二〇一五年九月十日の『ランセット』（オンライン版）に、日常生活において死亡や健康寿命の損失を回避するための「修正可能な危険因子」、つまり取り組み次第で改善できる危険因子のトップは高血圧という結果が発表されました。

この記事では、主な健康課題を評価することなどを目的に、健康に対する一〇の危険因子が指摘されています。ちなみに『ランセット』は、世界の五大医学雑誌のひとつに挙げられる、医学論文誌です。

修正可能な危険因子ランキングの中でも大勢を占めるのは、食事の摂り方に関連する因子でした。具体的にいうと次の五点です。

①塩分
②糖分
③果物
④肉類（コレステロール）
⑤飲酒

これらが過剰であったり不足したりしているせいで、死亡や健康寿命の損失といったリスクが高まると考えられます。

幸いにもこれらは、自分の意思でその摂取量を調節することができます。

体にとって、腸にとって「よい食事」を選ぶ際には、この五点の適度な摂取を心がけながら選んでいくとよいでしょう。

最近の食事や食品の多くは、カロリー、塩分、含有成分を表示しています。これらの情報だけでも「よい食事」かどうか、ある程度わかります。

当然ながら「よい食事」にはエネルギー量、炭水化物量、脂肪量、タンパク質量、塩分量に加えて、食物繊維含有量の記載があり、さらには糖質量が書いてあるものです。これは、体を守ることに関して、強い味方になってくれます。

では、この考え方を用いて、朝に摂りたい食事を考えていくと、胃にあまり負担がなく、それでいておいしく、比較的腹持ちするものとして、フルーツ（果実類）が挙げられます。朝食にフルーツと聞いて疑問に思う方もいると思いますが、実は胃に優しく、それでいて満足する食べ方があるのです。これは私自身の経験をもとに、複数の協力者の人にも、試してもらいました。

どのような朝食法を考えたかというと、日本人の朝食の中で、摂りすぎているのは塩分で、足りないのは食物繊維です。よく塩分は一日に八グラム以下の食事にしなさいということがいわれていると思いますが、実際には、どのようにしたらよいのか、わからないものです。

朝食時に、フルーツ中心の食事にすると、朝食の塩分はほぼ〇グラム、食物繊維リッチの食事となります。それにフルーツは、さまざまなものがあるので、意外に体に優しい物が多いのです。まずは発酵性食物繊維（水溶性食物繊維）の多いものを摂ると腸によいのは間違いありません。

食物繊維&抗酸化物質リッチで、塩分ゼロの「朝キウイ・レシピ」

朝に水溶性食物繊維の多いキウイフルーツを摂ることを中心に、バナナ、お茶あるいはココアなどを組み合わせる食事方法です。

つまり食物繊維リッチ、比較的低カロリーで塩分〇グラムの朝食法です。私はこの方法を「朝フルーツ減塩法」と命名しました。さっそくメニューをご紹介しましょう。

キウイフルーツ朝食一週間メニュー

月曜日：キウイ二個、ミカン一個、お茶一杯
火曜日：キウイ二個、バナナ一本、お茶一杯
水曜日：キウイ一個、イチゴ五個、お茶一杯
木曜日：キウイ二個、リンゴ一個、お茶一杯

金曜日：キウイ二個、パイナップルカット三個、お茶一杯
土曜日：キウイ二個、リンゴ一個、お茶一杯

お茶一杯は三〇〇ミリリットルが目安です。もし昼食までにお腹がすいてきたら、一〇〇パーセントカカオのココア山盛り一杯（二〇グラム）＋オリゴ糖＋豆乳（二五〇ミリリットル）がおすすめです。

一〇〇パーセントカカオのココア山盛り一杯（二〇グラム）には四・六グラムの食物繊維が含まれています。

また、デザートには、みつまめにキウイを合わせた、「キウイみつまめ」もよいでしょう。キウイ、寒天、豆のいずれからも食物繊維が豊富に摂れますし、みつに含まれているオリゴ糖も腸によいのです。

キウイフルーツに特徴的な、水溶性食物繊維の含有量の多い食材との組み合わせが、酪酸をもっと増加させることになります。

これは私の考案したF・I値、S・F値のデータを見て（いずれも後述）、S・F値の高いもの、しかもキウイと一緒に摂ってもおいしいものを選んでいます。

酪酸を増加させる食材とキウイとの組み合わせ

F・I値とは食品中のエネルギー量と食物繊維の比率を表したものです。そしてS・F値とは、総食物繊維量中に含有される水溶性食物繊維の比率です。F・I値が低位の場合、便秘になりにくく、太りにくい食材、食品ということになります。

まず私が食べてみておいしいと感じたものに、キウイフルーツ、イチゴの組み合わせがあります。双方の甘さ、酸味が微妙に異なり、おいしく感じます。

S・F値で見ると、キウイはS・F値二三、イチゴのS・F値は三六とやや高値なので、よい組み合わせで、比較的多く摂取してもおいしく、しかも酪酸産生効果が強く認められます。

またリンゴとキウイの組み合わせもよいかもしれません。

リンゴのF・I値は二九・四、S・F値は二六なので、この組み合わせもよいといえるでしょう。このリンゴとキウイの摂り方は、ミックスするよりも個々に摂ったほうがおいしいでしょう。

図表25　F・I値　S・F値　果物ランキング

名称	エネルギー（kcal）	食物繊維（g）	F・I値	S・F値	水溶性食物繊維（g）
ブルーベリー	48	3.3	14.5	15	0.5
キウイフルール	51	2.6	19.6	23	0.6
イチゴ	31	1.4	22.1	36	0.5
リンゴ（皮つき）	56	1.9	29.4	26	0.5
アボカド	187	5.6	33.4	30	1.7
温州みかん	49	1.0	49	50	0.5
バナナ	93	1.1	84.5	9	0.1
ブドウ	58	0.5	116	40	0.2

F・I値＝エネルギー量／総食物繊維量
S・F値＝水溶性食物繊維量／総食物繊維量
『食物成分表２０２１』（八訂）より作成

キウイとグレープフルーツなどの柑橘系もよい組み合わせです。

ちなみにグレープフルーツのF・I値は六三、S・F値は三三と、これも水溶性食物繊維がリッチな果物です。ただし、これもミックスして食べるよりは、個々に摂ったほうが、簡単でよいかもしれません。

「朝キウイ＋フルーツ」の満腹感調査

健康によい食事といっても、おいしくなかったり、満腹感がなかったりすると、なかなか長続きしないものです。

せめて、一日一食だけでもよいので試してもらいたいと思い、考案したのが、朝食に果物とお茶を飲む方法です。

これなら朝忙しいときに簡単に摂れますし、フルーツを何種類か摂って三〇〇ミリリットル程度のお茶を飲めば、満腹感が得られます。しかも果物により食物繊維や抗酸化物質の摂取ができ、さらには塩分摂取量も〇グラムなのです。これが一八七ページで紹介している「朝フルーツ減塩法」です。塩分の過剰摂取、食物繊維の摂取不足、カロリー過多など、健康な体でいるために注意したい点を改善することができます。

キウイフルーツとバナナなどとお茶の組み合わせで、朝食時にどれだけ満足できるのかを調べてみました。対象者には三日間、男性二名（男性A、B）と女性一名（女性C）には朝食①を、便秘をしている女性二名（女性D、E）には朝食②を摂ってもらい、昼食までの腹持ち感と便通についてアンケートを採りました。

朝食①：キウイフルーツ一個＋バナナ一本＋無糖の飲み物を三〇〇ミリリットル摂取
朝食②：キウイフルーツ二個＋バナナ一本＋無糖の飲み物を三〇〇ミリリットル摂取

三日間、キウイフルーツとバナナ、無糖の飲み物を朝食に摂ってもらった結果の腹持ち感と便通は次のようになりました。

この結果から見てとれるように、多くの人は食後三時間で空腹を感じ始めます。しかし、キウイフルーツ二個・バナナ一本・飲み物三〇〇ミリリットルを摂る朝食だとお腹が満足し、昼食までの腹持ちもよく、排便状況もよくなり、比較的満足度が高いことが示唆されました。

図表26　朝食にキウイフルーツを食べた腹持ち間感調査
男性A・B・女性Cは朝食①、女性D・Eは朝食②

1日目		食後すぐ	1時間後	2時間後	3時間後	4時間後	5時間後	便通
食後の腹持ち感	男性A	6	6	6	6	5	4	出てない
	男性B	10	10	9	8	7	6	やや出た
	女性C	10	10	10	10	10	10	すっきり出た
	女性D	10	10	7	7	4	2	出ていない
	女性E	10	9	9	7	7	6	出ていない
	平均値	9.2	9	8.2	7.6	6.6	5.6	

2日目		食後すぐ	1時間後	2時間後	3時間後	4時間後	5時間後	便通
食後の腹持ち感	男性A	6	6	6	5	4	4	すっきり出た
	男性B	10	10	9	9	8	8	やや出た
	女性C	10	10	9	9	9	9	すっきり出た
	女性D	8	8	6	6	4	2	すっきり出た
	女性E	10	9	9	8	8	5	すっきり出た
	平均値	8.8	8.6	7.8	7.4	6.6	5.6	

3日目		食後すぐ	1時間後	2時間後	3時間後	4時間後	5時間後	便通
食後の腹持ち感	男性A	6	6	6	5	4	4	出ていない
	男性B	10	10	10	9	9	8	すっきり出た
	女性C	10	10	10	7	7	7	出ていない
	女性D	8	8	5	4	2	2	出ていない
	女性E	9	9	9	7	7	6	すっきり出た
	平均値	8.8	8.6	8	6.4	5.8	5.4	

注1）数値は満足度10が最高点。注2）様々なフルーツの組み合わせの朝食を摂って昼食までの1時間毎の満足度を提示化。注3）各種朝食後の排便状況も提示化。

また、便秘の女性二名（キウイフルーツ二個を食べた）は、一日目から排便がありました。これはキウイフルーツの水溶性食物繊維が有効に作用したと考えられます。

この朝食であれば、塩分〇グラム、食物繊維（特に水溶性食物繊維）リッチの食事となることは間違いありません。つまり朝食をフルーツ食にすると一日の塩分摂取量を確実に減少させ、食物繊維摂取量を確実に増やすことができるのです。朝食時にキウイフルーツ、バナナ、お茶を飲む方法（朝フルーツ減塩法）は、体にとって有用な食事法といえるでしょう。

次にキウイフルーツとイチゴやパイナップルの組み合わせでも調べてみました。結果は図表27のようになりました。

キウイフルーツとイチゴの食べ合わせは、酸味のバランスもよく食べやすかったという声がありました。一方、キウイフルーツとパイナップルの食べ合わせでは、パイナップルが甘すぎて、おいしい印象は薄かったそうです。

こんなときは、キウイフルーツを食べたあとにパイナップルを食べるといいでしょう。

そして、おのおのの図表の便通の欄のところ見てください。これらの表の中で、すっき

図表27

キウイフルーツ1個＋パイナップル150グラム＋無糖の飲み物を300ミリリットル摂取（1日間）

		食後すぐ	1時間後	2時間後	3時間後	4時間後	5時間後	便通
食後の腹持ち感	女性D	10	9	7	6	4	2	すっきり出た
	女性E	9	9	7	4	2	2	すっきり出た
	平均値	9.5	9	7	5	3	2	

キウイフルーツ1個＋イチゴ5個＋無糖の飲み物を300ミリリットル摂取（1日間）

		食後すぐ	1時間後	2時間後	3時間後	4時間後	5時間後	便通
食後の腹持ち感	女性D	8	7	7	6	6	6	すっきり出た
	女性E	8	7	5	4	3	3	まったく出ていない
	平均値	8	7	6	5	4.5	4.5	

り出たという答えが比較的多いことが重要です。すっきりということはある意味で、内臓感覚を良好に維持しているということになります。毎日「快」に過ごせることにもつながるのです。そして、この毎日の「快」が長寿へつながるかもしれないのです。

高血圧の人にこそおすすめ「朝フルーツ減塩法」

今日本では、高血圧の患者は約四三〇〇万人いるといわれています。

日本高血圧学会では高血圧と診

断する基準を上一四〇以上、下九〇以上としていますが、二〇一九年四月十九日に新しい指針を発表しました。

高血圧と診断する基準は今までどおりに据え置くものの、若年・中年・前期高齢者の場合、治療に際しての目標基準を上一三〇、下八〇未満と一〇引き下げたのです。これは欧米並みの厳しさです。

ただ生きるだけでなく、健康に元気で生きる。生涯のうちそれができる月日を健康寿命と呼びます。健康寿命を延ばすためにも、生活習慣病から我が身を守らなくてはなりません。そのためにも、血圧を下げることは重要なのです。

ではどうするか。血圧を下げるには、薬だけに頼るのではなく、生活習慣の改善が大切です。具体的には減塩や十分な睡眠、ストレスのコントロールなど、日々の行動が元気な体を作っていくといえるでしょう。

そこでおすすめなのが、先ほど紹介した朝のフルーツ減塩法です。外食が多かったり、濃い味付けが好みだったりすると、知らず知らずのうちに過剰に塩分を摂っていることがあるものです。

しかし果物を朝食にすれば、どうでしょう。キウイフルーツをはじめとした果物は、何の調味料を使わずにそのまま食べることができます。当然そのぶん塩分もカットできます。

単純計算ですが、一日三食のうち朝食を果物にしてしまえば、今までより三分の一、塩分をカットできることになります。

そのうえ胃への負担もなく腸の大蠕動も起こしやすいので、排便習慣がつきます。この大蠕動を朝に起こすということが重要で、自律神経のリズムとも関係し、いい睡眠にもつながります。

おいしく食べて元気になる。キウイなどを朝食に摂ることは、とても簡単でスーパーリッチな減塩法なのです。

生活習慣病対策にぜひ摂りたいエキストラバージン・オリーブオイル

私が書いた著作の多くで、エキストラバージン・オリーブオイル（以下EXVオリーブオイル）、地中海型食生活が人間に対して、健康上有用な効果を持っていることを提示してきました。特に排便促進効果は、どの食材と比較してももっとも高い効果を持つのです。一九九八年に私が報告した研究では、慢性便秘症六四名に対して、大さじ二杯（約三〇ミリリットル）のEXVオリーブオイルを朝食時に食事として二週間毎日摂っていただきました。その結果六四名中、六三名が下剤の減量、一名で下剤の離脱が可能となったのです。

EXVオリーブオイルとは、国際オリーブ協会の規定によると果実をそのまま搾ったもので、酸度〇・八パーセント以下、官能検査により、完全な食味を持っているものとされています。

まずは、EXVオリーブオイルの健康効果について見ていきましょう。

EXVオリーブオイルには三二種類ものポリフェノールが含有されていることが判明しました（主なオリーブポリフェノール…ヒドロキシチロソール、チロソール、ヴァニリン酸、カフェイン酸、シリング酸、ヴァニリン、P-クマル酸、ヒドロキシチロソール・アセテート、フェルラ酸、O-クマル酸、デカルボキシメチル・オレウロペイン・アグリコン…など）。このポリフェノール類が、EXVオリーブオイル特有の風味に関与しています。味がビターなものほどポリフェノール類の含有量が多いのです。

EXVオリーブオイルは、他の油と比較して、唯一精製されていない油であり、もっとも高い抗酸化作用を有しています。

アメリカ食品医薬品局（ＦＤＡ）が認めた限定的健康表示として、「一日当たり三・五グラム（大さじ一杯）のオリーブオイルに由来する一価不飽和脂肪酸（オレイン酸）を、飽和脂肪酸とコレステロールの低い中程度の脂肪食に取り入れたとき、心臓病のリスクを減少させます（使用していた他の油をＥＸＶオリーブオイル置き換えたときに有効）」。これは、主にオレイン酸の効果に由来する脳や心臓病の血管系疾患に対する予防効果です（ＦＤＡヘルスクレーム〜健康強調表示より）。

さらに二〇一一年、オリーブオイルポリフェノール（オレウロペイン、ヒドロキシチロソールなど）を摂取することで、ＶＬＤＬ（超低密度リポタンパク質）粒子の酸化損傷が保護され、血管の動脈硬化予防に効果が期待できると、ヨーロッパ食品安全局（ＥＦＳＡ）が認めています。

二〇一三年、アメリカ糖尿病学会は、肥満者の減量をはかるためには短期間（二年間）、オリーブオイルを中心とする地中海型食生活が有効であるかもしれないというステートメント（声明）を発表しました。

慢性便秘症の患者では、ＥＸＶオリーブオイルを大さじ一〜二杯摂取することで、従来服用していた下剤の減量が可能です。

EXVオリーブオイルが含有するポリフェノールには以下のような効果があります。カッコ内は判明しているポリフェノールの種類です。

①動脈硬化予防（オレウロペイン、ヒドロキシチロソール）
②心臓病予防
③アルツハイマー病予防（オレオカンタール）
④ヘリコバクター・ピロリ菌感染症予防
⑤大腸がん、乳がんの予防（オレウロペイン、ヒドロキシチロソール）
⑥EXVオリーブオイルを中心とする地中海型食生活のメタボリックシンドローム予防
⑦関節リウマチの痛みに対する効果（オレオカンタール）
⑧潰瘍性大腸炎に対する効果（オレオカンタール）
⑨全身の部位に対する効果―スローエイジング、アンチエイジング
⑩糖尿病予防

【オリーブ・レモン・ドリンクの作り方】
①レモン一個を四分割にする。果汁を搾る。
②搾ったレモン果汁に大さじ一杯のEXVオリーブオイルを加える。
③飲みやすく、腸への効果を考えてオリゴ糖五〜一〇グラムを入れる。
④以上をブレンドし、飲みやすくするために水を適量加える。

このオリーブ・レモン・ドリンクで、オレウロペイン、ビタミンC、オリゴ糖を摂ることが可能になります。

最近判明してきたオリーブ・ポリフェノールの抗ウイルス効果

以前より、オリーブの樹の葉が一部の感染症に対して有効であることがわかっていました。

オリーブの葉を煎《せん》じたお茶の効用は、一八二七〜一八五五年の間にすでに発表されています。その内容は、マラリアへの効果でした。十九世紀には、生化学者たちの研究で、有効成分がフェノール物質だということをつきとめ、ラテン語でオーレユーロペン（オレウロペイン）と命名したのです。そして植物学者によってオレウロペインは、オリーブの樹全体、幹、実、根、樹皮のすべてに存在し、オリーブを害虫やバクテリアから守る役割をしているものだということがつきとめられました。

一九六九年までには、アメリカの製薬会社であるアップジョン社（現ファイザー社）で研究がなされ、オレウロペインの中の主な抗微生物物質がつきとめられたのです。それは、エレノール酸カルシウムでした。

オレウロペインは図表28に示すようにその構造の一部に糖を含む配合体であるため、オリーブオイルには、ほとんど溶解しません。通常は糖の外れた形のオレウロペイン・アグリコンや、その分解生成物であるヒドロキシチロソールの形でオリーブオイルの中に存在します。

そしてオリーブオイル中のオレウロペイン・アグリコン中のエレノール酸が抗微生物効果を持つのです。

図表28　オレウロペインの模式図

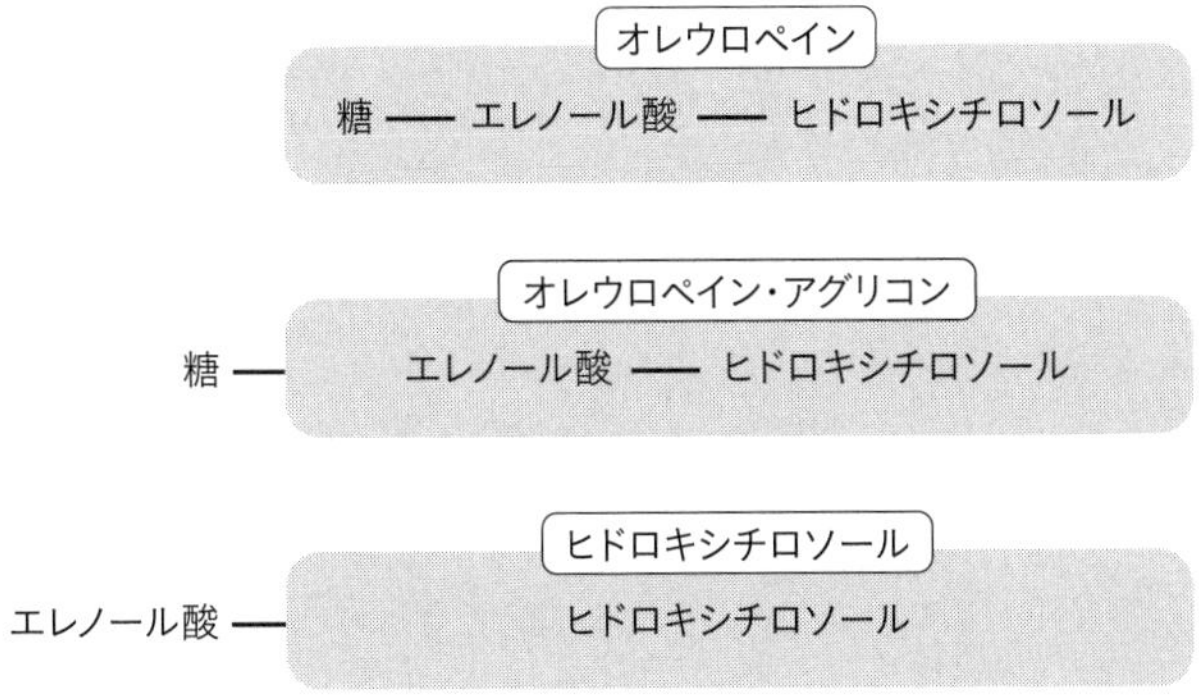

一九七五年、アメリカ微生物学会で、エレノール酸カルシウムは、すべてのミクロウイルスを不活性化するという報告がされました。ミクロウイルスとは、インフルエンザとして知られる感染症を起こす微生物です。インフルエンザはインフルエンザウイルスA型、B型、C型といった三種類のウイルスのどれかでも起こります。

一九七七年アメリカの『ウイルス学会誌』にオレウロペインのエレノール酸カルシウムがインフルエンザウイルスに対して有効であることが報告されました。

オレウロペインが効果をあげた病原性微生物

アップジョン社がおこなった試験管内の実験では病気の原因になる五六種類のバクテリア、ウイルス、カビ、イースト菌、原虫などの病原性微生物に効果的なことが確かめられました。

エレノール酸カルシウムが抗ウイルス効果を発揮したウイルス

エレノール酸カルシウムはこのようなウイルスに対する効果を持っています（この実験では抗ウイルス効果を知るために一リットル当たり一ミリグラムのエレノール酸カルシウムを入れた溶液を同量のウイルス懸濁液《けんだくえき》と混ぜ三七度で三〇分間置きました。三七度で実験したのはこれが人間の体温に近い温度だからです）。

・ヘルペス・ウイルス（すべての種類）
・痘疹《とうしん》ウイルス
・仮性狂犬病ウイルス
・ニューキャッスル病ウイルス

・パラインフルエンザ・ウイルス3型
・コクサッキーウイルスA21型
・脳心筋炎ウイルス
・ポリオウイルス1型
・ポリオウイルス2型
・ポリオウイルス3型
・水疱性口内炎ウイルス
・シンビスウイルス
・レオウイルス

※H・E・レニスの論文「エレノール酸カルシウムの試験管内での抗ウイルス効果」（一九七〇年）より。

その後、ヒト免疫不全ウイルス（HIV）に対しても有用であることが指摘されるようになりました。

ヒドロキシチロソールとオレウロペインは、用量依存的に抗ウイルス活性があることが判明してきました。それらは、ヒト免疫不全ウイルスの重要なウイルス融合タンパク質を阻害することが示されたのでした。ヒドロキシチロソールはインフルエンザウイルスを破壊することが示されています。また、オレウロペインは、B型抗肝炎活性があることが示されています。

感染症対策としても有効なオレウロペイン

二〇〇一年、香港中文大学のジョン・チェンマらは、試験管内での実験で、オレウロペインの単純ヘルペスI型、A型インフルエンザウイルス、RSウイルス、パラインフルエンザ3型ウイルスに対する活性について検討しています。細胞変性効果抑制試験で評価したところ、その結果は、オレウロペインはRSウイルスおよびパラインフルエンザ3型に対して強力な抗ウイルス活性をはっきりと示したそうです。

二〇二〇年に流行した新型コロナウイルスのイタリアの感染状況を見ると、まず北イタリアの三州から発生し、北で増加していました。南では比較的少なく、ゆっくりだったのです。南イタリアは、北イタリアと比較して、多くのEXVオリーブオイルを摂取しています。もしかすると、このEXVオリーブオイルを多く摂取していたことが、新型コロナウイルス感染予防に結びついているのかもしれません。

少なくとも最近の研究では、呼吸器感染症であるRSウイルスに対しては、オレウロペインが有効であったことが示されています。今回の新型コロナウイルス感染症に対応するにあたって、まだ治療薬がないのであれば、自分の身は、自分で守るしかありません。その意味から、微生物の感染症対策に、生卵、生魚に多いグルタミンやEXVオリーブオイル、オリーブの葉などに含有されているオレウロペイン（エレノール酸カルシウム）を積極的に摂ることは、有意義であると示唆されます。

地中海型食生活が示した健康的な脂肪の摂り方

次に健康食として、昼食によいと考えられる地中海型食生活についてお話ししたいと思います。地中海型食生活（地中海式ダイエット）とは、地中海沿岸、特に南イタリア、スペインなどの地域の食習慣で、①オリーブオイルを多用する、②穀物（パン、パスタ）や豆を多く摂る、③魚介類を食べる、④肉は赤身（脂肪を除く調理法）を食べる、⑤野菜は種類、量ともに多く摂る、⑥豊富な果物・柑橘類を一年中食べる、⑦甘いものは果物や蜂蜜で摂取する、⑧低脂肪の乳製品を多く摂る、などを特徴としています。

さらには少量の赤ワインを摂取することも挙げられます。北イタリア、フランスなどの他のヨーロッパ地域と比べて、六〇年代から七〇年代にかけて地中海沿岸の地域では心臓疾患やがんの発生が少ないということで、地中海型食生活はいちやく脚光を浴びました。

私の専門である消化管のがん、特に大腸がんについて調べてみますと、一九七〇年代の統計では、南イタリアは北イタリアと比較して、大腸がんの死亡率が圧倒的に低いのです。その秘密は、オリーブオイル、魚食、トマトを中心とする多種類の野菜、食物繊維が豊富なパスタ、キメの粗いパンなどをバランスよく、おいしく食べることにあるようです。

つい最近まで日本のレストランで出されていたパスタ料理は、肉類やクリームなどを多く使ったアメリカ経由のスタイルが多くを占めていました。しかし、最近では地中海型食生活の正確な情報も紹介されています。

その後、自分でトマトソースを作るなどしていて気がついたのですが、以前からいわれているとおり、オリーブオイルを基本とするソース類は比較的胃に負担が少ないのです。

六〇年代の研究レポートでは、地中海型食生活は胃潰瘍の食事療法にもよいと述べられているほどで、胃の調子があまりよくないときや、昼食の時間が少ない忙しい現代人にはもってこいと考えられます。

二〇〇〇年十月に地中海にあるスペインのマヨルカ島で、地中海型食生活の国際学会がおこなわれ、私もマヨルカ島を訪れました。このときの昼食は、多種類の野菜を適当な大きさにカットし、オリーブオイルとビネガーで各自味つけをするサラダやテーブルオリーブを前菜とし、メインにパエリアや伊勢エビ（マヨルカ島では、日本と同種だが日本のものよりも大きい伊勢エビが獲れる）をオリーブオイルで焼いたもの、食後にマヨルカ島名物のひとつであるカスタードプリン、そして最後にエスプレッソと、南イタリアとは異なり、食材をオリーブオイルなどでシンプルに食べるというスタイルでした。このようなスタイルは日頃私たちが摂っている〝和食〟にも通じるものがあり、スペイン・マヨルカ島の食事は私にとって非常に馴染みやすいものでした。

では、なぜ一九六〇年代には貧しい食事とされてきた地中海型食生活が、一転して理想的な食事といわれるようになったのでしょうか。それは、アメリカのミネソタ大学教授のアンセル・キースが一九七五年に発表した『How to Eat Well and Stay Well the Mediterranean

Way』という一冊の本がきっかけです。

南イタリアの田舎で生活した経験があるキース教授は、世界七か国の大規模な調査をおこなった結果、地中海沿岸の地域では、心臓血管障害の発症がアメリカや北欧の三分の一以下であることを明らかにしました（この七か国とは、アメリカ、ユーゴスラビア、イタリア、フィンランド、ギリシア、オランダ、日本です）。彼はその理由として、動物性脂肪摂取量の違いがあることを指摘したのです。

この研究が基本となって、健康食としての南イタリア料理、つまりは地中海型食生活が注目され始めました。またキース教授は実際に六週間にわたって北欧の人々に地中海型食生活を摂らせて、総コレステロール値が低下することも実証しています。地中海型の食事が含む脂肪量と、それまで北欧の人々が食べていた食事が含む脂肪量に差はなかったのですが、著しく異なっていたのは、その質なのです。

北欧の人々が摂っていた食事の脂肪量に多く占めていたのが動物性脂肪に対して、地中海型食生活では、オリーブオイル（オレイン酸）が多くの比重を占めていました。オリーブオイルのコレステロール含有量は〇グラムで、そのためオリーブオイルを多く摂取することがコレステロール値を下げることにつながったのです。このようにして、同じ脂肪でも、質によって健康に対する影響が違うことが次第に明らかになっていったのです。

ランチにおすすめ地中海型食生活

さて、話は日本に戻りますが、近年私の専門である大腸がんの死亡率が増加していきます。特に一九九五年頃を境として、日本における男性の大腸がんの死亡率が一〇万人に対して二五・九人となり、同じ頃のアメリカ二二・四人に比べ、日本のほうが高い値を示すようになりました。

日本における大腸がんの死亡率を抑制するためには、大腸内視鏡検査をさらに普及させ、早期に大腸がんを発見することも重要なのですが、まずは個々の人々が日常の食生活に注意することがより重要です。

特に脂肪に対する注意が大切で、動物性脂肪（コレステロール）摂取の抑制、植物性脂肪の内容に注意すること（リノール酸の多いサラダオイルやゴマ油を摂りすぎないようにし、オレイン酸の多いオリーブオイルを使う）などを心がけることです。リノール酸は大腸がんの直接の原因にはなりませんが、腫瘍が発生した場合にそれを増殖させることにつながります（オレイン酸には腫瘍を増殖させる作用は認められてはいません）。

反対に、青身魚に多いＥＰＡ（エイコサペンタエン酸）やＤＨＡ（ドコサヘキサエン酸）などは、リノール酸に拮抗《きっこう》して、腫瘍の増殖を抑える働きがあることがわかっています。したがって、魚もバランスよく食べることがポイントです。

さらに、食物繊維は老廃物を外に出す働きがあり、重要です。加工食品ばかりではなく、野菜や果実などをそのまま調理して食べることや、食物繊維を非常に多く含んでいる大麦を米に混ぜて主食とするなどの工夫も必要ですが、基本的には、多数の食物をバランスよく、おいしく食べるのが、こうした食生活を飽きずに長続きさせるコツなのです。

さて、地中海型食生活の要《かなめ》ともいえるオリーブオイルは、種子から搾り取る油とは異なり、ほとんど精製しないため、葉緑素、ポリフェノール（現在三二ほどが確認されている）などの抗酸化物質が豊富です。脂肪酸の各種バランスも、日本で主に使われているリノール酸を多く含むサラダオイルと異なり、オレイン酸が七〇パーセントを占めているのです。このオレイン酸には、動脈硬化などにつながってくるＬＤＬ－コレステロール（悪玉コレステロール）を下げる作用もあります。

さらに、イタリア料理に欠かせないトマトにもさまざまな長所があります。カロリーとしてもトマト一〇〇グラム当たり一六キロカロリーと低く、ミネラルやビタミンも豊富で赤い色素にはリコピンという強力な抗酸化作用物質が含まれていることもわかってきました。動物実験の結果、このリコピンには大腸がんを予防する効果があることもわかっています。

積極的に南イタリア料理を楽しんだり、従来、われわれが摂ってきた和食（素材が南イタリア料理に非常によく似ています）にオリーブオイルを取り入れたりすることは、健康面からも重要であると考えられるのです。このように、地中海型食生活は健康食であり、ぜひとも一日の食事の中に取り入れたいものです。

たとえば、ウィークデイのランチにいかがでしょうか。また、ウィークエンドのゆとりがあるときには、自家製のトマトソースを作ってみるのも楽しいと思います。私がよく作るトマトソースは、簡単にできますが、下手なイタリア料理店のソースよりおいしいという自信があります（そもそも、日本のトマトソースはタマネギを入れるから甘味が出てしまい、トマトの酸味を楽しめないというのが私の持論です）。

ここでレシピをご紹介しましょう。まず、用意するものとしては、ホールトマトの水煮缶を一缶（モンテ物産のスピガドーロのタイプがおすすめ。これは一五〇円前後で売っています）、オリーブオイル三〇ミリグラム（大さじ二杯）、ニンニクのスライス少々、スウィートバジルの葉（乾燥したものでも可）適量、これだけです。

作り方は、トマトを鍋に入れペースト状になるまでつぶし、オリーブオイルを入れて火にかけます。水煮のトマトですから、これ以上水を加えることなく、沸騰するまで中火〜強火で煮ます。この間にニンニク、スウィートバジルの葉を適量入れて、よくかき混ぜ、もう一度煮立ったら火を弱めて、二時間くらい弱火でコトコト煮ます。約三〇分間隔でかき混ぜることがポイントです。そして、好みで塩、こしょうを入れて味付けし、できあがりです。

ぜひとも試してみてください。

食物繊維摂取量が増える和食を食習慣に

最後に夕食ですが、私たちが普段平均的に食べている和食についてお話しするのが順当でしょう。栄養学的観点から、私たち日本人の食事内容を見てみますと、一九六〇年代は、米の一日摂取量は三〇〇グラム以上も及んでいましたが、現在では一日一七〇グラム前後まで減少しています。それとともに魚介類の摂取量も減少、肉類摂取量は増加、乳製品摂取量は増加などの傾向が報告されています。

そしてこのような食生活の欧米化が、心臓病などの生活習慣病の一因となっていると指摘されています。しかし、六〇年代には平均寿命が男女とも今より一〇歳以上低かったことを考慮しますと、肉類や乳製品の増加だけが健康に害を及ぼしているとはいいきれません。つまり、各種栄養素のバランスが問題なのであって、現時点で日本が世界最長寿国のひとつであることを考えると、比較的よいバランスを保っているともいえるのです（これから先はわかりませんが）。

それよりも、今問題となっているのは、栄養素のひとつである食物繊維摂取量の減少です。これには米の摂取量の減少や大麦を摂らなくなったことなども大きく関与しているのでしょうが、それに伴って加工品を摂る機会が多くなったことも原因と考えられます。

そこで、毎回の食事にいわゆる煮物やおひたしの類を加えてみてはいかがでしょうか。それによって食事内容が豊富になるだけでなく、バランスもよくなると思います。

運動も酪酸を増加させていた

長寿地域である京丹後地域や山梨県上野原市棡原地区の場所を調べてみますと、前者は海岸の近くではアップダウンが多く、比較的不便な場所に長寿の方が住んでいるという状況でした。このような地区に住んでいれば、どうしても自力で歩かなければならず、足腰が鍛えられるものと示唆されます。

また棡原地区も平らな地域がほとんどなく、これまたアップダウンが多いのです。この地区でも、自力で歩き回る必要があり、当然足腰が鍛えられるようになります。棡原地区は鶴川の河岸段丘に点在する九つの集落の総称で、全部の里が急峻な地形のために、水田はできないのだそうです。

そして山の斜面は畑があり、大麦、アワ、ヒエ、キビなどの雑穀類が作られています。このようなロケーションでは、歩くことそのものが、ある意味でトレーニングともいえるような状況なのです。

二〇二〇年になって「運動と腸内細菌叢」(『腸内細菌学雑誌』34.13~18.2020)という論文

が岡山大学大学院環境生命科学研究科動物応用微生物学研究室の森田英利氏によって発表されました。この論文によると、運動はその腸内細菌の構成を変化させ有益な代謝系を持つ腸内細菌叢に変化させることがわかってきたそうです。

たとえば身体にダメージを受けるような練習や試合をするアスリートの腸内細菌叢は、運動と食事によりそのダメージを修復し、高エネルギー獲得系の腸内細菌叢に変化させているのだそうです。

また、J・M・アレンらによれば、BMI値が二五未満の一八名（平均～少しやせ気味）および、BMI値が二八以上の一四名（肥満）に対して、食事内容は介入せず、中等度から強度の運動を三〇～六〇分間、週に三回おこない、六週間続けた前後と、その後、運動せず座位中心の生活を六週間送ったあと、腸内細菌叢と腸内代謝産物を調べた結果、実験開始前には、腸内の酪酸産生量が多いほど体脂肪率が低いことを提示したのです。

その後に運動したことで、酪酸産生量を増加させる力を有するコリンセラ、フィーカリバクテリウム、ラクノスピラが増加していたそうです。さらに、運動をやめて座位中心の生活に戻すと、これらの菌種の数が減少し、酪酸産生量も低下したのだそうです（Allen. J.M, et al : Exercise Alters Gut Microbiota Composition and Function in Lean and Obese

Humans. Med Sci Sports Exerc. 50.747〜757. 2018)。

以上のようなデータを見ると酪酸を増加させるような水溶性食物繊維（発酵性食物繊維）を多く摂るだけでなく、運動を加えることも酪酸増加につながる事実が明確になってきたのです。京丹後地域や棡原地区のライフスタイルや食生活はまさにこれらの条件に一致するので、おそらく腸内の酪酸が多く、結果的に腸内環境や内臓感覚が良好で、長寿に結びついていると示唆されます。

（まとめ）

・腸内環境の構成要素のひとつである食事内容を注意することで、腸内環境改善へつながる。
・具体的には、食物繊維（特に水溶性食物繊維の多いもの）や麹菌、植物性乳酸菌を含有している発酵食品を多く摂ることが重要。
・多数のファイトケミカル、特にオレウロペインなどを含有しているＥＸＶオリーブオイルを積極的に摂取するとよい。
・運動は、腸内環境をよくして腸内細菌叢改善へつながる。

第6章

長寿のための新伝統食
〜地中海式和食®

オリーブオイルと魚が血管を健全に保つ

アッチャロリ村など南イタリアの長寿地域を見ますと、地中海式食事の地域がほとんどです。そこで以前より提案していた和食と地中海式食事のよいところを合体させた地中海式和食®が長寿によいと示唆されます。ここでは、やや和食によりシフトした日本人が食べやすい地中海式和食®を提案したいと思います。

これは、長寿地域の伝統食を参考にし、そこにEXVオリーブオイルや赤ワインなどを加味し、現代人にとっても馴染みやすく、おいしいメニューです。つまり従来の伝統食を現代の食材に置き換えて構成した内容なのです。この地中海式和食®をおいしく摂って、ぜひとも一〇〇歳長寿を手に入れたいものです。

二〇一六年にイタリアとアメリカの大学の共同研究チームが発表した研究によると、イタリア南部のアッチャロリ村では村民の一割以上が一〇〇歳を超えていました。しかもこの村では血管や心臓の障害、認知症などが少数でした。この研究ではその理由として、サーディン（いわし）とローズマリーを毎日食べていることを挙げていました。

もともと地中海沿岸は、「心臓や血管の病気がアメリカや北ヨーロッパ諸国の三分の一」と評価されています。その最大の特長は、EXVオリーブオイルを多用していることと、塩分と糖分が少ないこと。そのよさを和食に取り入れたのが、私が以前から提唱している「地中海式和食®」です。

「地中海食VS一〇〇歳長寿食」の共通点は？

・新鮮な野菜や果物をたくさん摂る。
・タンパク質は魚と豆が中心で、肉や乳製品少なめ。
・発酵食品を摂っている。

「地中海食VS一〇〇歳長寿食」の違いは？

・長寿食は脂質が少なく、塩分と糖分が多い。
・地中海食では発酵食品が長寿食ほど多くない。

長寿食の共通点は？
・発酵食品をほぼ毎日摂る。
・麦めし、いも類、そばなど主食の食物繊維が多い。
・野菜や魚をたくさん摂る。
・季節の果物を常食している。

三度の食の大変革で失われた大切なもの

江戸時代以降も、日本人の食卓には大きな変革が三度ありました。一度目は明治期の肉食の解禁です。とはいえ、まだ人々の食事は麦めしと菜食が中心。肉や乳製品が一般の食卓に入り込んだのは、一九六四年の東京オリンピック前後です。これが二度目の大変革でした。三度目は二〇〇〇年以降。ファストフード、コンビニ、中食《なかしょく》の台頭により、漬物も味噌汁も食卓から消えていったのです。

その一方で、伝統食を食べ続ける地域も残っています。六三ページで紹介した山梨県の棡原地区や、京都府京丹後市や沖縄の一部の地域などです。

図表29　地中海式食生活のピラミッド

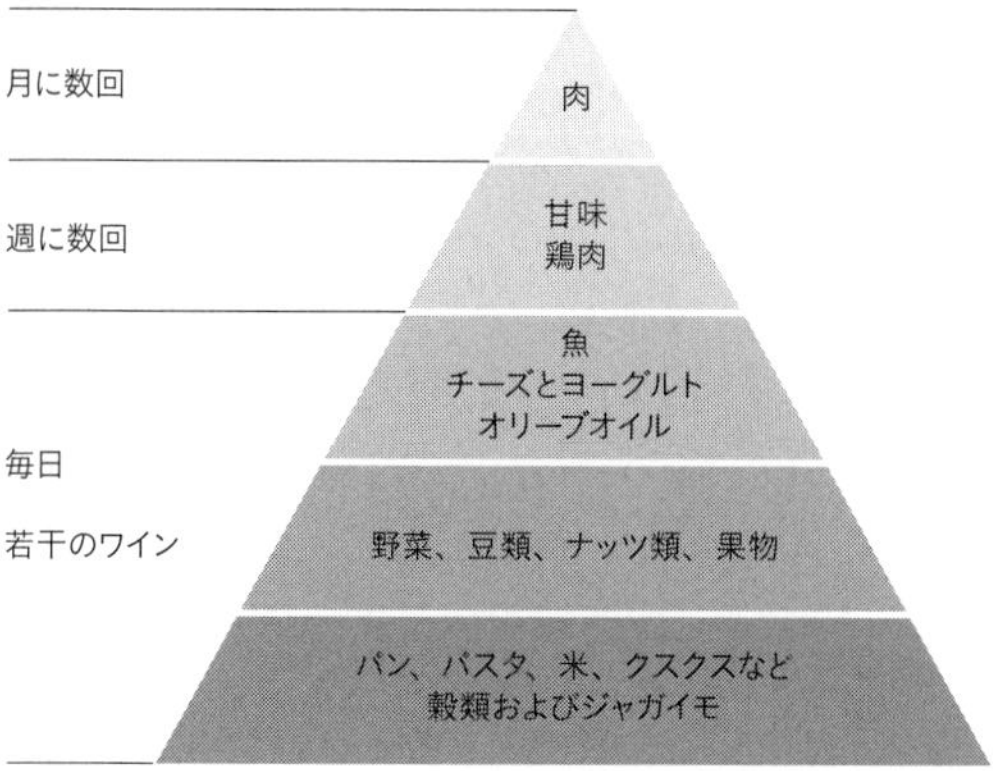

出典：「地中海型食に関する国際会議」

地中海式和食のピラミッド

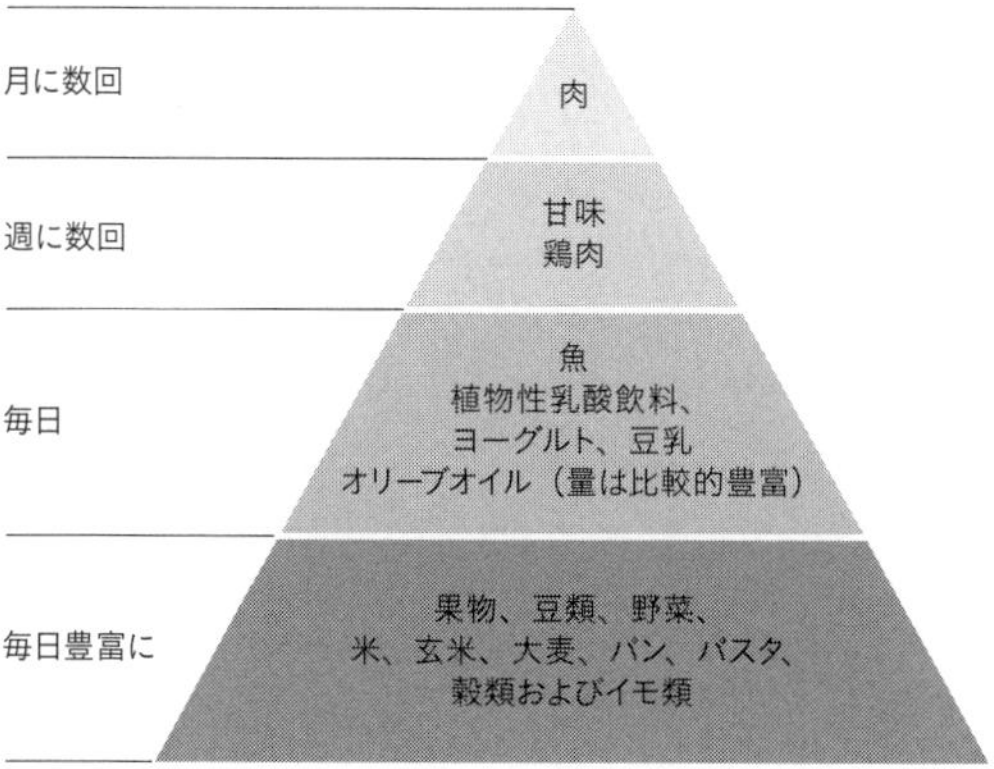

二〇一五年の都道府県別平均寿命ランキングで、女性一位・男性二位に輝いた長野県も注目に値します。伝統的な和食を重視しつつ、塩分過多を改善する運動を展開した成果です。伝統食に現代の知識をミックスさせた成功例といえるでしょう。

長寿地域の伝統食に注目！

▼京丹後市

一〇〇歳以上の人の割合が、日本の全国平均の三倍もいる京都府京丹後市。この地域では、伝統的に麦めしや魚をよく食べ、植物性乳酸菌が豊富な漬物を常食しています。味噌の登場率もとても高いのが特徴です（京都府立医科大学・内藤裕二准教授らの研究）。

…さい味噌、たくあん、ぬか漬け、麦めし、大根とじゃこの煮物、いわし団子の味噌汁

▼沖縄県

一九八〇年代に長寿ナンバーワンだったのが沖縄県。戦後のアメリカ食文化（高脂質・高タンパク）の中で育った世代が中高年になるにつれて順位は転落しましたが、長寿世代

が子ども時代に食べていた食事は、まさに伝統の長寿食です（琉球大学・益崎裕章教授らの研究）。

…ゴーヤチャンプルー、豆腐よう、パパイヤの味噌漬け、煮いも、昆布の炒め煮

▼長野県

植物性乳酸菌が豊富な「すんき漬け」や野沢菜漬けを常食している長野県民。大腸がんを抑制するアップルペクチンが多いりんごや白菜などアブラナ科の野菜、ドライフルーツの中でも食物繊維がダントツの干し柿をよく食べることも特徴です。

…そば、野沢菜漬け、すんき漬け、干し柿、りんご、子いもの味噌田楽

付録　腸を元気にする簡単レシピ

汁物は腸を温める効果抜群。野菜や海藻、味噌など腸によい食材を使って、できれば毎食食べたい！

超簡単・注ぐだけ味噌汁！

混ぜるだけなのに本格的な味わい！　材料を入れてお湯を注ぐだけなので超手軽。沸騰させないので味噌の栄養も残り、一石二鳥。

〈材料〉（一人分）
味噌　…小さじ一〜大さじ一
鰹節　…少々
カットワカメ　…少々
刻みねぎ　…少々

熱湯　…一二〇〜一五〇ミリリットル
〈作り方〉
材料をお椀やマグカップに入れて熱湯を注ぐだけ。味噌の量はお湯の量に合わせて調節。材料をまとめてラップで包んでおき、冷蔵保存しておくと、さらに手軽に作れる。

※ほかにもこんな具もおすすめです
・豆腐　　　　・貝割れ菜
・油揚げ　　　・あおさのり
・とろろ昆布

腸活食材をさらにパワーアップ！　オリーブオイル納豆
オリーブオイルと納豆さえあれば、料理が苦手でも大丈夫！　ぱっと用意できるおかずを何種類か紹介します。慣れたら自己流でアレンジを。
意外な組み合わせなのに、食べると驚きのまろやかさ。納豆が苦手な人こそトライして！
〈材料〉（一人分）

納豆のたれは添付のたれや塩、醤油などお好みで
オリーブオイル　…大さじ一
納豆　…一パック
〈作り方〉
納豆一パックにオリーブオイル大さじ一を加えて混ぜるだけ。よーく混ぜると、なお美味。一日一回は食べましょう。

納豆にもオリーブオイルにも、便秘を予防し腸の働きを整える栄養素がたくさん含まれています。全身の健康にもよい食材の組み合わせなので、ぜひ毎日の定番メニューに。

あれこれちょい足しで毎日楽しい！オリーブオイル納豆七変化

最強のオリーブオイル納豆に、体によい食材を日替わりで足せば栄養価アップ。そして飽きません。

［梅］
疲労回復効果のあるクエン酸などの有機酸を梅干しで。
［トマト］
抗酸化作用の高いトマトはオリーブオイルと好相性。
［キムチ］
植物性乳酸菌が豊富なキムチでダブル発酵パワーを。
［ナッツ］
体によい脂質と食物繊維が豊富なナッツは砕いて混ぜよう。
［生卵］
腸のエネルギーとなるグルタミンを生卵で取り入れて。
［しょうが］
体を温めるしょうがの力を納豆にプラス。
［もずく］
水溶性食物繊維たっぷりのもずく。ネバネバも最強に。

切ってかけるだけでごちそうに！ 魚のカルパッチョ

魚を食べるなら生がおすすめ。オリーブオイルと組み合わせ、おいしさも栄養価もアップ。

〈材料〉（二人分）
まぐろ（刺し身用）…六〇グラム
豆苗　…一〇本
オリーブオイル　…適量
塩、こしょう　…各少々
レモン汁　…適量

〈作り方〉
①まぐろを皿に並べる。
②三センチの長さに切った豆苗を①に振りかける。
③②にオリーブオイル、塩、こしょうを全体にかける。
④最後にレモン汁を振りかける。

※どんな刺し身でも作れます！

・いわし　・ひらめ　・さば
・えび　・ぶり　・ほたて
・鯛　・サーモン
スーパーの刺し身コーナーの「本日お買い得品」で十分。魚の種類によっておいしさも栄養も違うので、日替わりで種類を変えてみて。

ほどよい甘みと酸味でドレッシングいらず！ キウイと野菜のサラダ

果物は毎日たっぷり摂りたいので、おやつだけでなくサラダにも混ぜて。オリーブオイルともよく合います。

〈材料〉（一人分）
サラダ用カット野菜　…二分の一袋
ミニトマト　…三個
キウイ　…半個
オリーブオイル　…適量
塩、こしょう　…各少々

〈作り方〉
①サラダ用カット野菜を器に盛る。
②ミニトマトは半分に、キウイは薄切りに切って①にのせる。
③②にオリーブオイル、塩、こしょうをかけて、できあがり。

［ポテトサラダ＋りんご］
りんごは薄切りにして、ポテトサラダに加える。市販品に混ぜても。
［トマトサラダ＋みかん］
食べやすく切ったみかんとトマトをオリーブオイル、塩、こしょうであえる。
［かぶサラダ＋かき］
薄切りにしたかぶとかきを、オリーブオイル、塩、こしょうで調理する。

植物性乳酸菌を摂るには漬物が一番。冷蔵庫で漬ける簡単レシピでも、乳酸菌は摂れるのです。

混ぜるだけでぬか漬け風の味わいに！　きゅうりのヨーグルト味噌漬け

〈材料〉
味噌　…大さじ一
ヨーグルト　…大さじ一
きゅうり　…一本

〈作り方〉
①きゅうりを七～八ミリ厚さの斜め切りにする。
②材料をすべてビニール袋に入れたら、袋の上からよくもみ込む。
③②の空気を抜いて口を結び、冷蔵庫で三〇分から二時間漬ける。
※保存期間三日

好みでゆずや赤唐辛子を加えても！　白菜の塩漬け

〈材料〉
白菜　…八分の一個（四〇〇グラム）
刻み昆布　…二グラム

塩水　…（水一〇〇ミリリットル＋塩小さじ二）

〈作り方〉

①白菜を繊維に垂直になるよう三センチ幅に切る。

②材料をすべてビニール袋に入れたら、袋の上からよくもみ込む。

③②の空気を抜いて口を結び、冷蔵庫で二〜一二時間漬ける。

※保存期間七日

甘ずっぱい、さわやかな味でモリモリ食べられるザワークラウト

〈材料〉

キャベツ　…四分の一個

塩　…小さじ一

酢　…大さじ二

オリゴ糖　…小さじ一

ローリエ　…一枚

〈作り方〉

①キャベツは千切り（大きめ）にして塩もみし、水気を絞る。
②材料をすべてビニール袋に入れ、袋の上からよくもみ込む。
③②の空気を抜いて口を結び、冷蔵庫で二〜三日漬ける。
※保存期間　一四日

みりんの旨味がまろやかなあと味セロリの醤油漬け

〈材料〉
セロリ（茎の部分）…一本分
醤油　…大さじ二
みりん　…大さじ一

〈作り方〉
①セロリの筋を取り、乱切りにする。
②材料をすべてビニール袋に入れ、袋の上からよくもみ込む。
③②の空気を抜いて口を結び、冷蔵庫で八〜一二時間漬ける。
※保存期間七日

（まとめ）腸が喜び、免疫力が上がる地中海式和食®の考え方

- 和食の献立にEXVオリーブオイルをプラスする。
- 油を使う調理では、サラダ油ではなくオリーブオイルを使う。
- 砂糖は使わず、オリゴ糖（小腸で吸収されにくく、血糖値の変化が少ない甘味料）などで代用する。
- 米や大麦、パン、パスタも適量食べる。
- 腸が弱っているときは玄米やライ麦パンなど、消化の悪いものは避ける。
- 豆腐や油揚げ、納豆などの豆類や野菜は毎日たっぷりとる。
- 味噌汁や納豆、ヨーグルト、乳酸菌飲料などの発酵食品を摂ることを習慣づける。
- 魚はできるだけ毎日食べるよう心掛ける。
- 鶏肉や卵は週に数回くらい食べる。
- 鶏肉以外の肉類や甘いデザートは月に数回程度にする。
- 新鮮な野菜や果実を豊富に摂る。

おわりに

本書は、腸内環境（食事、腸管機能、腸内細菌叢＝腸内フローラ）をいかにして元気にし、全身の健康を維持するかということについて書いた本です。本書を利用しておいしく食べて、腸をスッキリさせ、結果的に免疫力をアップさせて快適に過ごしてください。このいやな世の中を何とか乗り切って、次の明るい未来へ進んでいきたいと思います。

最後となりましたが、本書の企画を取り上げていただいたＰＨＰ新書のご担当の大岩央氏、本書の制作に多大な力を貸していただいた西村健編集長にこの場を借りて御礼申し上げます。

二〇二一年一〇月

松生恒夫

PHP新書
PHP INTERFACE
https://www.php.co.jp/

松生恒夫［まついけ・つねお］

1955年生まれ。松生クリニック院長。医学博士。東京慈恵会医科大学卒業後、同大学第三病院内科助手、松島病院大腸肛門病センター診療部長などを経て、2004年、東京都立川市に松生クリニックを開業。現在までに5万件以上の大腸内視鏡検査をおこなってきた第一人者で、地中海式食生活、漢方療法、音楽療法などを診療に取り入れ、治療効果を上げている。『血糖値は「腸」で下がる』(青春新書インテリジェンス)、『「腸寿」で老いを防ぐ』(平凡社新書)など、著書多数。

健康の9割は腸内環境で決まる

(PHP新書1285)

二〇二一年十一月三十日　第一版第一刷

著者——松生恒夫
発行者——永田貴之
発行所——株式会社PHP研究所
東京本部——〒135-8137 江東区豊洲5-6-52
第一制作部 ☎03-3520-9615(編集)
普及部 ☎03-3520-9630(販売)
京都本部——〒601-8411 京都市南区西九条北ノ内町11
組版——有限会社エヴリ・シンク
装幀者——芦澤泰偉＋児崎雅淑
印刷所
製本所——図書印刷株式会社

ISBN978-4-569-85076-4

ＰＨＰ新書刊行にあたって

「繁栄を通じて平和と幸福を」（PEACE and HAPPINESS through PROSPERITY）の願いのもと、ＰＨＰ研究所が創設されて今年で五十周年を迎えます。その歩みは、日本人が先の戦争を乗り越え、並々ならぬ努力を続けて、今日の繁栄を築き上げてきた軌跡に重なります。

しかし、平和で豊かな生活を手にした現在、多くの日本人は、自分が何のために生きているのか、どのように生きていきたいのかを、見失いつつあるように思われます。そして、その間にも、日本国内や世界のみならず地球規模での大きな変化が日々生起し、解決すべき問題となって私たちのもとに押し寄せてきます。

このような時代に人生の確かな価値を見出し、生きる喜びに満ちあふれた社会を実現するために、いま何が求められているのでしょうか。それは、先達が培ってきた知恵を紡ぎ直すこと、その上で自分たち一人一人がおかれた現実と進むべき未来について丹念に考えていくこと以外にはありません。

その営みは、単なる知識に終わらない深い思索へ、そしてよく生きるための哲学への旅でもあります。弊所が創設五十周年を迎えましたのを機に、ＰＨＰ新書を創刊し、この新たな旅を読者と共に歩んでいきたいと思っています。多くの読者の共感と支援を心よりお願いいたします。

一九九六年十月

ＰＨＰ研究所